"60岁开始读"
科普教育丛书

U0279635

增肌养肉
助康寿

上海市学习型社会建设与终身教育促进委员会办公室 / 指导

上海科普教育促进中心 / 组编

孙建琴 主编

上海科学技术出版社
上海教育出版社
上海交通大学出版社

图书在版编目（ＣＩＰ）数据

增肌养肉助康寿 / 上海科普教育促进中心组编 ；孙建琴主编. -- 上海 ：上海科学技术出版社 ：上海教育出版社，2023.11
（"60岁开始读"科普教育丛书）
本书与"上海交通大学出版社"合作出版
ISBN 978-7-5478-6363-3

Ⅰ. ①增… Ⅱ. ①上… ②孙… Ⅲ. ①老年病－肌肉疾病－防治 Ⅳ. ①R685

中国国家版本馆CIP数据核字(2023)第198760号

增肌养肉助康寿
（"60 岁开始读"科普教育丛书）
孙建琴　主编

上海世纪出版（集团）有限公司
上海科学技术出版社　出版、发行
（上海市闵行区号景路 159 弄 A 座 9F–10F）
邮政编码 201101　　www.sstp.cn
上海盛通时代印刷有限公司印刷
开本 889 × 1194　1/32　印张 5.75
字数 75 千字
2023 年 11 月第 1 版　2023 年 11 月第 1 次印刷
ISBN 978–7–5478–6363–3/R·2859
定价：20.00 元

内容提要

　　全书共分为四部分。第一部分深入浅出地介绍了肌少症的概况，并比较详细地介绍了肌少症的自我测试和医疗机构的筛查评估与诊断方法。第二部分介绍疾病（营养不良、肥胖、吞咽障碍、肾脏疾病、肝硬化、慢性阻塞性肺疾病、心脑血管疾病、糖尿病、骨质疏松和肿瘤等）和肌少症相互影响。第三部分从运动防治入手，以层层递进的方式为读者介绍"为什么动—如何动—安全动—运动效果判断"。第四部分从"吃"入手，为读者介绍了从营养素到食物再到饮食方式的营养防治手段。

丛书编委会

"60岁开始读"科普教育丛书

本书编委会

主　编
孙建琴

副主编
陈　洁　王　晨　王　萱　王晓黎

编写人员
（按姓名笔画为序）

王　道　王　瑜　王陆华　王晶晶　肖　菲

陈　莹　陈　敏　陈艳秋　洪　维　洪金涛

姚健凤　袁武科　徐丹凤　翟　博　檀志宗

总　序

　　党的二十大报告中指出：推进教育数字化，建设全民终身学习的学习型社会、学习型大国。为全面贯彻落实党的二十大精神与中共中央办公厅、国务院办公厅印发的《关于新时代进一步加强科学技术普及工作的意见》具体要求，近年来，上海市终身教育工作以习近平新时代中国特色社会主义思想为指导、以人民利益为中心、以"构建服务全民终身学习的教育体系"为发展纲要，稳步推进"五位一体"与"四个全面"总体布局。在具体实施过程中，坚持把科学普及放在与科技创新同等重要的位置，强化全社会科普责任，提升科普能力和全民科学素质，充分调动社会各类资源参与全民素质教育工作，为实现高水平科技自立自强、建设世界科技强国奠定坚实基础。

　　随着我国人口老龄化态势的加速，如何进一步提高中老年市民的科学文化素养，尤其是如何通过学习科普知识提升老年朋友的生活质量，把科普教育作为提高城市文明程度、促进人的终身发展的方式已成为广大老年教育工作者和科普教育工作者共同关注的课题。为此，上海市学习型社会建设与终身教育促进委员会办公室组织开展了中老年科普教育活动，并由此产生了上海科普教育促进中心组织编写的"60 岁开始读"科普教育丛书。

"60 岁开始读"科普教育丛书，是一套适宜普通市民，尤其是中老年朋友阅读的科普书籍，着眼于提高中老年朋友的科学素养与健康文明的生活意识和水平。本套丛书为第十套，共 5 册，分别为《心病还需心药医》《增肌养肉助康寿》《〈民法典〉助你行》《迈入智能时代》《乐龄乐游科学场馆》，内容包括与中老年朋友日常生活息息相关的科学资讯、健康指导等。

这套丛书通俗易懂、操作性强，能够让广大中老年朋友在最短的时间掌握原理并付诸应用。我们期盼本书不仅能够帮助广大读者朋友跟上时代步伐、了解科技生活，更自主、更独立地成为信息时代的"科技达人"，也能够帮助老年朋友树立终身学习观，通过学习拓展生命的广度、厚度与深度，为时代发展与社会进步，更为深入开展全民学习、终身学习，促进学习型社会建设贡献自己的一份力量。

前　言

　　肌少症，顾名思义是一种与肌肉质量和力量减少相关的疾病，具有隐匿性、缓慢性、发病率高的特点，对健康造成广泛严重的损害，且增加医疗卫生和社会经济负担。2020 年，我国 60 岁及以上老年人口已高达 2.64 亿，且老龄化进展迅速。肌少症将成为未来我国老年人面临的重大健康问题。

　　骨骼肌不仅是运动的器官，也是人体主要的蛋白质储存场所，其中的蛋白质占体内蛋白质总量的 50% ～ 75%。此外，骨骼肌还是身体重要的糖脂代谢场所、内分泌器官、免疫器官和"第二心脏"，在代谢、免疫、血液循环等方面发挥着重要作用。骨骼肌减少不仅会导致四肢无力，发生跌倒，还会增加糖尿病、心血管疾病、骨质疏松、骨关节炎等慢性病的发生风险。肌少症作为一个新被确认的疾病，近年来成为国内外临床医学、老年医学、预防医学、营养学的研究热点，积累很多研究证据和经验。

为了向大众更好地普及肌少症防治知识，我们邀请了多位资深营养专家、临床专家及运动科学专家共同编写了《增肌养肉助康寿（"60 岁开始读"科普教育丛书）》这本科普著作。这本书深入浅出地介绍了什么是肌少症、疾病与肌少症的相互影响，以及防治肌少症的两个有效手段——运动和营养。

作为主编，衷心感谢诸位编委在繁忙的工作之余抽出宝贵的时间，结合自己丰富的临床与科研经验精心编写了各章节的内容。由于编者的时间和能力有限，书中存在的疏漏或错误不妥之处，敬请读者批评指正，便于今后修订完善。

复旦大学附属华东医院

孙建琴

2023 年 11 月

目　录

第二部分

第三部分

第四部分

第一部分

认识一下
什么是肌少症

肌少症是不是一种现代生活方式病

1

这些年来，关注高血压、高血糖、高血脂这"三高"症的人越来越多，"三高"症不仅是老年人的常见病，中年人的发病率也逐年上升，甚至在年轻人中也非罕见。谈及"三高"，人人自危。但在我们身边，还有相当一部分老年人乃至中青年人，因为饮食不当、运动少或受疾病影响等，被一种看得见却又很容易被忽视的疾病危及健康。它就是今天的"主角"——肌少症。

肌少症的概念最早在 1998 年，由美国的罗森伯格教授提出，逐渐引起国内外医学界的重视。肌少症是一种随年龄增长，全身性骨骼肌质量持续减少，肌肉力量下降，从而导致全身功能衰退的疾病，会增加衰弱、跌倒、骨折、失能和死亡的风险。2016 年，肌少症作为一种独立的疾病，被列入国际疾病分类表。

其实，肌少症并不是一种新生疾病，它是一个既古老又陌生的医学问题。早在 2000 多年前，"现代医学之父"希波克拉底就清楚地描述过：人体肌肉被消耗成水，肩、颈、胸和大腿的肌肉逐渐萎缩消失……这种疾病是致命的。这段话描述的疾病就是在老年人中非常常见的肌少症，很多人习以为常地把它当作是一种自然生理现象，忽视了它的各种危害。

随着全球人口老龄化的趋势激增，肌少症成为目前国际上临床医学和营养学的研究热点。肌少症是老年人健康的"隐形杀手"，影响老年人独立生活的能力和生活质量，没有任何一种衰老导致的身体功能下降可以与肌肉衰减相提并论。健康人生，"肌"不可失！强健的肌肉是保持健康活力，提高生活质量，维护身体功能和健康寿命必不可少的基础。

内外兼修的骨骼肌拥有六大功能，远远超越你的想象！

（1）骨骼肌是人体最重要的运动器官，身体的一切活动和姿势维持都靠骨骼肌支撑和保护。

（2）骨骼肌是人体蛋白质和氨基酸的重要"仓库"，可以促进细胞修复、更新，维护身体功能。

（3）骨骼肌是重要的内分泌器官，可调节血糖、血脂，增加胰岛素敏感性，从而降低糖尿病、代谢综合征的风险。

（4）骨骼肌是人体"第二心脏"，通过肌肉收缩，促进血液回流和血液循环，增强心肺功能。

（5）骨骼肌能够调节免疫功能，提高身体的免疫力，减少感染。

（6）骨骼肌可以促进能量代谢，为身体提供能量，控制体重、保持健康体型。

小贴士

　　肌少症的英文是 sarcopenia，源于希腊语 sarx 和 penia。sarx 的意思是肌肉，penia 意为流失、贫穷。我国文献将其译为"肌少症""肌肉衰减综合征""少肌症""骨骼肌减少症""肌肉流失""老年性骨骼肌衰弱""老年性肌肉萎缩"等，后以"肌少症"正名。

肌肉减少就是肌少症吗

2

从养老院看过母亲，一回家，晓慧就去书房找老公："胖子，你就知道上网，再不运动，当心得肌少症！"晓慧的老公回怼道："什么？我这么大块头怎么可能得肌少症？你吃错药了吧！"

"你别嘴硬，我刚去养老院，我妈她们都在做肌少症筛查，有很多看着胖胖的老人家居然也有肌少症。"说着，晓慧搬过来一个方凳，量了量高度正好40厘米，就让老公做起坐试验。"做就做，就当陪你玩！"话音刚落，老公在晓慧的指导下开始起坐试验，第一下还算利索，第四、第五下就很艰难。"15秒，你超时了，应该在12秒内！"听到晓慧报出的结果，胖子老公有点吃惊："这……这怎么回事啊？"

"肌少症并不等于肌肉数量少，当然胖也不等于肌肉量多。即便肌肉量未减少，如果肌肉力量降低和身体功能减退，就像你起坐超时，也是肌少症的一种表现！"晓慧严肃地对老公科普。

老公听了，认真起来："看来，我真得动起来了！"

肌少症最初特指随着年龄增加，在老年人中出现的以"肌肉量减少（丧失）"为特征的肌肉退行性变化。之后，随着基础研究和临床实践的不断深入，人们逐渐认识到这种增龄性肌肉改变不仅表现为肌肉量减少，更表现为肌肉力量降低和身体功能减退。现今，肌少症被定义为一种增龄相关的肌肉量减少，肌肉力量下降和/或躯体功能减退的老年综合征。

肌少症是一种涉及多方面特征的复杂疾病，比如肌肉组成改变，蛋白质合成与分解失调，神经和肌肉功能受损，激素水平变化和慢性炎症等机制。这些机制相互影响，表现为肌肉量减少、力量下降和身体活动功能减退，可导致不良临床结局、生活质量降低和医疗费用增加。肌肉量减少是肌少症的主要表现，但不意味着出现肌肉量减少等同患有肌少症。肌少症的诊断有相应的流程和指标，通常要通过仪器评估肌肉量，并进行肌肉力量测试和身体功能评估。只有当肌肉量、肌肉力量和／或身体功能等多个评估结果均低于特定阈值时才能确诊为肌少症。

以下因素可能会导致肌肉减少，应加以防范。

（1）缺乏运动：只有足够的刺激和负荷才能维持和增加肌肉量，长期缺乏体力活动和运动会导致肌肉减少。这种情况发生在各个年龄段的人群中，而不仅局限于老年人，比如工作、生活中过度依赖电脑和手机的办公室白领、长时间久坐的人群。

（2）长期卧床：长期卧床导致的肌肉废用会加速肌肉减少、萎缩，这种情况常见于严重疾病、手术和骨折患者。

（3）过度锻炼：高强度训练导致的运动损伤会使肌肉减少。

（4）疾病和药物不良反应：某些疾病如癌症、脑卒中（中风）、帕金森病和慢性阻塞性肺疾病等会导致全身性的代谢异常和营养摄入问题，从而引发肌肉减少。一些药物的不良反应也会影响肌肉的合成与分解，导致肌肉减少。

（5）营养不良：从食物中摄入的营养是肌肉合成与修复的"原材料"，尤其是蛋白质。营养不良会导致肌肉减少。

当出现肌肉减少，我们应该提高警惕，借助专业医疗力量进行评估，制定合适的干预方案及时纠正肌肉减少状态，维护肌肉健康。

小贴士

（1）肌肉量减少不等同于肌少症，确诊肌少症需要经过专业的评估。

（2）肌少症是一种与年龄相关的、进行性和广泛性的肌肉量减少、力量减弱、耐力及代谢能力降低及功能减退的疾病，可导致不良临床结局、生活质量降低和医疗费用增加。

肌少症会使心脏越跳越慢吗

3

对于肌肉一词，大家并不陌生，但未必了解透彻。初识肌少症，望文生义，就是肌肉减少，由此担心心脏会不会越跳越慢、胃肠道会不会慢慢停止蠕动……其实，肌少症是与骨骼肌减少相关的一种疾病，涉及的只是人体肌肉组织的一部分。因此，患上肌少症，心脏不会越跳越慢，胃肠道也不会停止蠕动，但它却与健康休戚相关。

人体有600多块肌肉，按结构和功能的不同，可分为平滑肌、心肌和骨骼肌3种。平滑肌主要构成内脏和血管，具有收缩缓慢、持久、不易疲劳等特点。心肌层是构成心壁的主要部分。平滑肌和心肌都不随人的意志收缩，故又称不随意肌。

骨骼肌分布于头、颈、躯干和四肢，通常附着于骨，骨骼肌收缩迅速、有力、容易疲劳，可随人的意志舒缩，故又称随意肌。骨骼肌属于横纹肌，大多数借助肌腱附着在骨骼上，分布于躯干和四肢的每块肌肉均由许多平行排列的骨骼肌纤维组成，其周围包裹着结缔组织。各层结缔组织膜除了有支持、连接、营养和保护肌组织的作用外，对单条肌纤维的活动，乃至对肌束和整块肌肉的肌纤维群体活动都起着调整和协助作用。

根据骨骼肌纤维的直径和活体颜色，可以分为红肌纤维（慢缩肌纤维）、白肌纤维（快缩肌纤维）和中间型肌纤维。不同骨骼肌的功能不同，三种纤维的

三种骨骼肌纤维的特点

类型	特点
红肌纤维	富含肌红蛋白和线粒体，呈暗红色，能量主要来源于有氧氧化；较细，收缩力较弱且缓慢，但持续时间长，不易疲劳，也称为慢缩肌纤维
白肌纤维	内含肌红蛋白和线粒体较少，呈淡红色，能量主要来源于无氧糖酵解；粗短，收缩快，但持续时间短，也称为快缩肌纤维
中间型肌纤维	结构和功能处于红肌纤维和白肌纤维之间

构成比例也各不相同。随年龄增长，快缩肌纤维减少，最多可丢失 50%，而慢缩肌纤维的丢失不超过 25%。

小贴士

（1）人体的肌肉按结构和功能可分为平滑肌、心肌和骨骼肌。肌少症与骨骼肌的减少相关。

（2）骨骼肌纤维可分为红肌纤维（慢缩肌纤维）、白肌纤维（快缩肌纤维）和中间型肌纤维，随年龄增长，快缩肌纤维减少最快。

为什么肌肉被称为"重要的生命器官"

4

骨骼肌作为人体的运动器官，同时承担执行运动和保持身体平衡的两大职责，还可减轻跳跃、奔跑等行为给骨骼带来的冲击。如果这是对骨骼肌的最终解读，那就失之偏颇了。

11

骨骼肌是"人体第二心脏"，通过对周围的血管施加压力和推动作用，协助心脏将富含氧和营养物质的血液输送到全身各个组织和器官并回流到心脏。此外，骨骼肌收缩和舒张时产生的力量可以刺激血管收缩，增加血液在血管内的流速，有助于提高血液循环的效率，并保持适当的血压水平。

蛋白质是构成身体组织和运输营养物质的重要成分，而氨基酸是构成蛋白质的基本单位。骨骼肌内含有大量的蛋白质和氨基酸，能够提供身体所需的能量和营养物质，并促进细胞的修复、更新和维护身体功能。此外，骨骼肌还是人体最大的葡萄糖"储存库"。骨骼肌细胞对葡萄糖的摄取和存储有助于降低血糖水平，并维持正常的血糖代谢。

骨骼肌是人体重要内分泌器官。迄今为止，科学家发现骨骼肌能够分泌 300 多种因子，这些因子在调节脂肪代谢、糖代谢和骨骼健康方面发挥重要作用。比如骨骼肌释放的鸢尾素可以促进白色脂肪细胞转化为棕色脂肪细胞，增加身体能量消耗和脂肪酸氧化，从而减少脂肪堆积并改善血脂水平。又比如骨骼肌在运动时能增加骨骼肌细胞胰岛素受体的表达，提高细胞对胰岛素的灵敏度并促进骨骼肌细胞对葡萄糖的摄取。骨骼肌和骨骼都能分泌多种因子用于维持骨骼－肌肉系统的健康状态。

骨骼肌是人体重要的免疫器官。首先，骨骼肌分泌的白介素 -6、白介素 -7 和白介素 -15 具有调节免疫细胞、增强免疫应答和抵御感染的作用。其次，骨骼肌是合成蛋白质并贮存氨基酸的重要场所，可以为免疫物质的合成提供原料。此外，适宜的运动能够加强免疫系统的功能和抵抗力，并且促进血液循环，有利于及时识别和清除入侵的病原体。

骨骼肌能够调节能量代谢。骨骼肌对身体基础代谢率影响很大，能够增加能量消耗、控制体重，能够维持体温和其他生理功能的进行。

总而言之，骨骼肌除了在人体中扮演着运动和维持平衡的角色，还在血液循环、代谢调节和身体免疫等多个方面发挥重要作用。它们是我们进行日常活动、参与运动和保持身体健康所必需的重要器官。因此，保持骨骼肌健康对提高整体生活质量、预防疾病和增强身体功能至关重要。

骨骼肌除了维持运动和平衡，还具有促进血液循环、代谢调节和增强身体免疫力等多种生理功能。

为什么老年人是肌少症的高危人群

5

老年人是生活中需要更多关怀的人群，也是各种疾病高发的对象，肌少症也不例外。老年人是肌少症高发人群的缘由主要有以下几条。

（1）骨骼肌生长规律：人体骨骼肌生长发育和衰老有自然规律。儿童青少年期肌肉量逐年增加，30 岁左右到达峰值，维持 5 年左右，此后随年龄的增加而不断衰减。据报道，一般 50 岁以后骨骼肌量平均每年减少 1% ～ 2%，60 岁以上肌肉丢失 30% 左右，80 岁以上丢失约 50%。在生理机制层面，随着年龄的增加，与肌肉生长和维持的激素水平在不断下降，参与肌纤维修复和再生的肌卫星细胞的数量和再生能力也不断降低。

（2）运动不足：随着年龄的增长，老年人的运动能力、感知能力和精力逐渐下降，从而导致他们的活动减少。此外，老年人也可能遭受疾病的困扰，更多地出现久坐，甚至卧床。种种原因引起的运动不足会导致肌肉缺少足够的刺激和负荷，从而无法维持正常的大小和力量。

（3）蛋白质摄入不足：随着年龄的增长，老年人更容易面临口腔健康问题，出现吞咽功能减退、食欲减退和消化吸收能力下降等状况。此外，部分老年人可能存在蛋白质食物获取困难的情况。以蛋白质为主的营养素是肌肉合成的原料，摄入不足会加速肌肉减少。然而，蛋白质摄入不足在老年人中普遍存在。"2015 年中国成人慢性病与营养监测"数据显示，与蛋白质膳食推荐摄入量相比（男性 65 克 / 天，女性 55 克 / 天），中国 65 岁及以上的老年人有 76.6% 蛋白质摄入不足，农村地区的老人和高龄老人更为严重。

（4）疾病和药物不良反应：老年人常患有多种慢

性疾病，如糖尿病、心血管疾病和慢性阻塞性肺疾病等。一项对我国 28 省进行的调查显示，同时患有 2 种及以上慢性病的老年人占比高达 43.6%。多种疾病共患导致老年人得同时服用多种药物，然而疾病本身以及用于治疗的药物可能对肌肉健康产生负面影响，加速肌肉流失，并增加肌少症的风险。

（5）缺乏对肌少症的认识和重视：很多老年人把肌少症当成衰老的表现，不加以理会，他们对于肌少症缺乏科学的认识和足够的重视，很多老年人甚至没有听说过肌少症。2023 年上海市社区肌少症筛查结果显示，95% 的老年人未听说过肌少症，99% 的老年人不知道如何预防肌少症。

作为肌少症的高危人群，老年人应该提高对肌少症的科学认知，培养良好的生活习惯，健康膳食、积极运动，对体重下降、力量减退以及活动能力降低等状况加以重视，积极向相关专业医疗人员寻求帮助。

肌少症会不会遗传

6

生活实例
Life examples

沈家父子俩都是医生。60 岁的老沈每天 6 点半准时出现在社区健身中心，先是进行整套社区标配器械运动，让全身上下活动开来，然后围绕操场走上 5 000 步。一般这个时候，儿子小沈会跟老爸汇合。只是小沈的运动项目是跑步，还有配速的讲究，然后去边上健身房做无氧和有氧交替运动。

8 点整，父子俩会一起去街角的早餐铺共享早餐，虽然每次的食谱不一样，但老沈对饮食是认真的：蛋白质、碳水化合物、维生素一应俱全。这点小沈随他爸，工作再忙也不忘按时按量吃三餐。回家的电梯里，沈家父子俩碰到隔壁邻居亚男阿姨，阿姨感叹道："真羡慕你们父子俩，个个那么精神，瞧瞧我们家老唐跟女儿，还睡着呢，要睡到中午才起床，美其名曰少吃一顿可以减肥，也从来不肯锻炼。这不，老唐最近被诊断为肌少症，我真担心会遗传给女儿啊！"

"这可不行哦，无论年轻人还是老年人，都要注重日常锻炼和营养，这样肌肉才有力量，才有抵抗力！不过，你也别担心，因为肌少症是跟生活方式息息相关的，所谓的遗传性就是生活方式的雷同。只要重新调整好，应该会有改善，有空到医院营养门诊看看吧！"老沈医生趁机科普一下。

肌少症与健康息息相关，是每个人都躲不开的话题。那么，肌少症是不是会遗传呢？如果父母患上肌少症，他们的孩子是不是也会患上肌少症呢？现今的研究表明，肌少症存在一定的遗传易感性。遗传易感性是指不同个体由于遗传结构不同，在外界环境影响的条件下呈现出易患病的倾向。然而，肌少症的发生机制是复杂的，很大程度受后天生活方式的影响。

俗话说得好，父母是孩子最好的老师。父母作为孩子的榜样，他们的生活方式和行为习惯往往在家庭中传递，并对子女的生活方式产生深远的影响，这就是所谓的"生活方式遗传"。这些生活方式可能包括饮食习惯、运动习惯，抑或是吸烟和酗酒等不良行为。

（1）饮食习惯：父母的饮食习惯对子女的饮食习惯和营养摄入产生影响。如果父母的饮食习惯倾向于不健康的高糖、高脂食物，子女很可能也受到类似的影响，导致肌肉受损。

（2）运动习惯：如果父母缺乏运动，子女可能缺乏机会和动力参与体育锻炼，从而导致肌肉量、肌肉力量和身体功能的下降。

（3）不良习惯：如果父母有吸烟和酗酒等不良习惯，也会对子女产生负面影响。烟草和酒精中的物质会导致细胞氧化应激和炎症反应的增加，从而影响肌肉健康。

除了父母对孩子的影响，社会生活环境中的各种诱惑和压力也会对个体的生活方式和行为选择产生影响，例如膳食习惯和运动参与程度。如果社交圈子中的人普遍不注重体育锻炼，选择不健康膳食，个体可能会受到这种普遍行为的影响，导致肌肉受损。

　　总的来说，父母的生活方式和社会行为模式对子女肌少症的发展可能产生重要影响。这些影响通过饮食习惯、运动程度、不良习惯等方面的传递，以及通过生活方式选择和社交互动等方式体现。因此，建立健康的家庭和社会环境，倡导健康的生活方式，对于预防和减少肌少症的发生具有重要意义。

小贴士

　　肌少症的发病机制复杂，很大程度上受到膳食和运动等生活方式影响。选择健康的生活方式，对预防肌少症有重要意义。

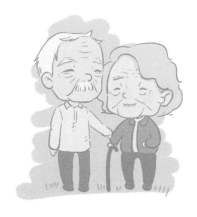

经常跌倒是不是肌少症的先兆

7

生活实例

Life examples

陈教授今年80岁，长得高高瘦瘦的。他思路清晰，身体硬朗，至今仍在大学里授课，学生们都很敬重他。陈教授还是素食主义者，他从退休后开始吃素，至今快20年了。他还经常在自媒体号上分享一些素食的体会，被学生们称为"素食先生"。

今年夏天，陈教授在家晒衣服时不慎跌倒，左侧股骨颈骨折，在医院进行了左髋关节置换术。说起来，这已是他近年来第5次跌倒了。诊治过程中，医生发现他有严重的骨质疏松，全身肌肉减少，并伴有低蛋白血症。陈教授被诊断为重度肌少症。经过3个月的治疗，在饮食治疗和康复训练的双重调整下，陈教授终于可以慢慢走路了。

　　这以后，陈教授的自媒体内容有了变化："素食者如何增强蛋白质营养""警惕反复跌跤后的肌少症陷阱""减肥当心减出肌少症"。他还现身说法，在小区健身角宣传老年人如何防治肌少症，被誉为"小区健康大使"。

　　肌少症是一种与年龄相关的疾病，表现为肌肉量、肌肉力量和身体功能的逐渐减退。经常跌倒是肌少症的先兆之一。俗话说，人老先老腿，肌少症患者的腿部力量和功能往往下降得更快，因此在行走、站立时患者更容易失去平衡，从而发生跌倒。此外，腿部力量和功能下降还会导致步态异常，比如脚抬不高、步幅较小、摆动困难等，异常步态会增加老年人跌倒的可能性。

　　除了经常跌倒，肌少症患者还可能存在以下表现。

　　（1）肌肉量减少：肌少症患者的肌肉量会逐渐加速减少，其中的一个体现就是小腿围在不断变小。

　　（2）力量下降：肌少症患者的力量下降幅度大于肌肉量，并且力量下降也更容易察觉。例如在上下楼或者拿重物时感到"力不从心""力不如前"。

（3）身体功能下降：肌少症患者的身体功能下降可表现为日常活动变得更加困难，比如走路变慢，弯腰或坐起更困难。

（4）生理移位：肌少症还会导致某些器官生理位置的改变，例如胃下垂、子宫脱垂、直肠脱垂等。

然而，需要注意的是，并非所有经常跌倒的人都患有肌少症。许多其他因素也可能导致经常跌倒，比如视觉障碍、中枢神经系统疾病、药物不良反应等。如果经常出现跌倒且担心可能与肌少症相关，建议尽早咨询医生进行评估和诊断。在评估和诊断过程中，需要综合考虑多个因素，以确定跌倒的原因，并进行适当的治疗和干预措施。及早诊断和管理肌少症可以帮助患者减少跌倒风险、改善生活质量，并降低并发症发生的风险。

小贴士

经常跌倒是肌少症的先兆之一。如果出现经常跌倒的情况，应尽快咨询医生、寻求帮助。

可以自我测试肌少症吗

8

　　肌少症发病隐匿，老年人在不知不觉中发现身体肌肉，尤其是下肢肌肉比年轻时减少了不少，特别是同时伴有慢性消耗性疾病或长期卧床时，肌肉丢失往往加剧。但好在，通过早期筛查和评估可以识别肌少症，并可以通过及早的干预延缓或逆转肌少症的发生。

　　肌少症的诊断需要到医疗机构进行专业评估，但一些简易的方法可以帮助普通人群识别是否存在肌少症：如指环法、单腿站立法、小腿围测量法。

　　（1）指环法：操作简单，不需要借助仪器或其他人帮助，是一种简单有效的测量法。测试时取坐位，屈膝 90 度，双脚自然置于地面，用双手拇指与食指绕成环，将环套于非优势的小腿最粗处。老年人肌少症发生风险及肌肉衰减程度随着指环与小腿的间隙增加而增加。

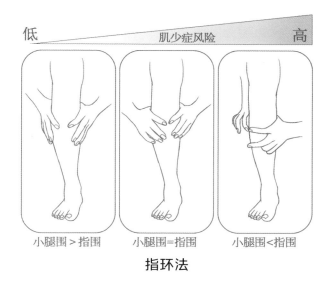

指环法

（2）单腿站立法：测量时需要坐在 40 厘米高的椅子上，双臂交叉抱胸；使小腿和脚踝呈 70 度；然后抬起其中一只脚，单脚站起来，保持 3 秒。这个测试方法可用于评估肌肉功能。应该注意的是，需要评估自身条件，如果双腿站立都无法站稳时，这个测试是无法完成的，而且容易导致跌跤。

（3）小腿围测量法：是发现肌少症的重要筛查方法，而且操作简单，与亚洲老年人的肌肉质量具有较

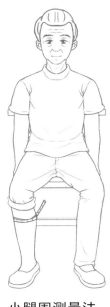

小腿围测量法

高的关联性。取坐位测量，测量时卷起裤腿暴露小腿，将皮尺围绕于小腿最粗处测量周径。卧床患者取仰卧位测量，测量时膝盖伸直，将皮尺围绕于小腿最粗处测量周径。重复测量两次，取其中的最大值，结果精确到 0.1 厘米。男性小腿围小于 34 厘米、女性小腿围小于 33 厘米为异常。

小贴士

有下肢水肿的人测量小腿围所得结果不准确，故这类人群不宜进行指环法和测量法进行小腿围评估。

为什么社区筛查肌少症很重要

9

　　调查发现，养老院里老年人的肌少症发病率明显高于普通人群。年龄增大导致肌肉减少主要表现为下肢肌肉减少，易出现跌倒。老年人往往伴随着多种慢性疾病，一些慢性消耗性疾病如部分恶性肿瘤、慢性心力衰竭、慢性阻塞性肺疾病、慢性肾功能不全、吞咽障碍、糖尿病、骨质疏松也会因进食减少、消耗增加导致肌肉衰减。急性疾病如创伤、手术后导致卧床、活动减少，出院后不及时开展肌肉衰减的防治也是导致肌少症的原因。

　　反之，骨骼肌的减少不仅会影响运动肌群，导致四肢无力，跌倒发生，并增加糖尿病、心血管疾病、骨质疏松、骨关节炎等慢性病的发生风险，严重的还会影响包括呼吸肌群、吞咽肌群在内的其他肌肉的功能，由此而引发呼吸无力、吞咽障碍等影响生命健康的疾病。肌少症和多种疾病相互影响。

慢性疾病是可以防治的，肌少症虽然隐匿，也是可防、可控的。早期预防、发现和干预对于减少和延缓肌少症的发生、发展十分重要，其中膳食营养治疗是肌少症最安全和有效的干预措施。

目前慢性病的管理已经逐渐由医院中心向社区中心转变，将形成以三级医院为指导、以社区卫生服务中心为中心、以社区卫生服务站为基础的慢性病三级预防体系，从而形成对慢性病的普查、预防、治疗、管理、研究等多途径的三级防治网络。现代社会发达的互联网可以帮助社区卫生机构掌握居民的健康信息。肌少症的高危人群（慢性疾病和卧床患者）以及高龄老人聚集的养老机构是肌少症重点筛查的对象。通过加强社区筛查及时发现高危人群和早期病例，并及时采取有效的营养、运动方式可以减弱肌肉衰减的加重。这些手段对于其他慢性疾病的改善也是有帮助的。

由于社区医院和养老院往往缺少仪器诊断肌少症，可以通过一些简单的筛查问卷或小腿围测量发现病例，进一步通过测量握力和 5 次起坐试验了解是否存在肌少症。如果存在问题，称之为"可能肌少症"。

社区筛查肌少症的"工具"有哪些

10

（1）问卷筛查

社区可以通过 SCAR-F 量表和 SARC-CaIF 量表进行问卷筛查。SARC-F 量表是在 2012 年提出的，量表内容包含肌肉力量、辅助行走、座椅起立、攀爬楼梯和跌倒次数等 5 个部分组成，采用评分，每部分按照难易程度或者频次差异分别对应 0 分、1 分、2 分，总分最低为 0 分，最高为 10 分，≥ 4 分为肌少症高风险者。

SARC-F 量表操作简便，不依赖检测仪器，快速有效，无需考虑年龄分层、性别差异及不同共识下的各项指标的诊断截点差异，适用于大范围人群调查研究及临床快速诊断。

SARC-CaIF 量表又称改良版 SCAR-F 量表，在 SCAR-F 量表的基础上添加了小腿围，增加了敏感度。总分为 20 分，≥ 11 分就诊断为异常，即肌肉量减少

（10分）连同肌肉功能下降（至少1分）时，方可诊断为肌少症。

SARC-F 量表

评估项目	具体问题	得分		
		0 分	1 分	2 分
肌肉力量（S）	举起/搬运约 4.5 千克重物的难度	没有难度	有一定难度	难度较大或无法完成
辅助行走（A）	步行穿越房间的难度	没有难度	有一定难度	难度较大、需要器具或他人帮助
座椅起立（R）	从床或座椅站起的难度	没有难度	有一定难度	难度较大、需要器具或他人帮助
攀爬楼梯（C）	登 10 级台阶的难度	没有难度	有一定难度	难度较大或无法完成
跌倒次数（F）	过去 1 年中跌倒的次数	0 次	1 ~ 3 次	4 次及以上

SARC-CalF 量表

评估项目	具体问题	得分		
		0 分	1 分	2 分
肌肉力量	举起 / 搬运约 4.5 千克重物的难度	没有难度	有一定难度	难度较大、无法完成
辅助行走	步行穿越房间的难度	没有难度	有一定难度	难度较大、需要帮助、无法完成
座椅起立	从床或座椅站起的难度	没有难度	有一定难度	难度较大、没有帮助无法完成
攀爬楼梯	登 10 级台阶的难度	没有难度	有一定难度	难度较大、无法完成
跌倒次数	过去 1 年中跌倒的次数	0 次	1～3 次	4 次及以上
小腿围度	双脚间距 20 厘米，腿部放松，测量右侧小腿围度	0 分 男＞34 厘米 女＞33 厘米	10 分 男≤34 厘米 女≤33 厘米	

（2）握力评估

握力测试简单、易行、重复性好，受到多个国际相关指南推荐作为肌少症评估诊断的首选指标。使用弹簧式握力器测量，测量时老年人选取站立位，手臂自然下垂伸肘测量。如果老年人不能独立站立则选取坐位，上臂下垂，90 度屈肘测量。测量握力时用优势手或两只手分别以最大力量等距收缩，至少进行 2 次测试，选取最大读数，测量结果精确至 0.1 千克。亚洲男性 < 28 千克，女性 < 18 千克则诊断为握力低下。

（3）5 次起坐试验

选择高为 40 ~ 43 厘米椅子。该试验时让受试者双手交叉于胸前，测试其重复 5 次起坐的时间，以此反应受试者下肢力量以及平衡性与协调性。当受试者坐着时，说"准备，开始"并计时。当受试者完成 5 次站立，停止计时。如果受试者在重复站立过程中变得过于劳累无法坚持或呼吸短促或手摆动以调节平衡则终止试验，该项试验未通过。试验结果精确至 0.01 秒，注意起立时腿必须站直。亚洲人群用时 ≥ 12 秒为异常。

诊断肌少症要做哪些专业检查

11

　　肌少症的诊断指标包括肌肉质量（简称肌量）、肌肉力量（简称肌力），肌功能（身体表现）。根据检测结果，如果肌量合并肌力下降或肌功能降低，诊断为肌少症。如果肌量合并肌力下降，同时肌功能降低，即可诊断为严重肌少症。

　　常用于肌量的测定方法有计算机断层扫描（CT）、磁共振成像（MRI）、超声骨密度仪（QUS）、双能X线吸收法（DXA）、生物阻抗分析仪（BIA）等，有些社区医院已配备生物阻抗分析仪。获得全身骨骼肌总量（SMM）、四肢骨骼肌量（ASM）后，可根据身高调整四肢骨骼肌量，获得四肢骨骼肌指数（SMI），用四肢骨骼肌指数数值评估肌肉质量。

　　生物阻抗分析仪是近年来大规模筛查的常用方式，通过放置于体表不同位置的多个电极向检测对象发送微弱交流测量电流或电压，检测相应的电阻抗及其变化，通过各种算法，推算出四肢肌肉质量与个体的脂肪体积。生物阻抗分析仪测量除了对装有心脏起搏器的人群会有影响外，对人体是没有危害的。

注意要在空腹状态下测量，测量前请被测者取下会影响测量结果的金属物件并排空小便，脱掉鞋袜。测量姿态为手臂下垂，与躯干分离 15 度，双腿分开与肩同宽，检测前维持检测姿势 15 分钟以使体内水分重新分布。测量开始后请被测者不要移动与说话直至测量结束。

生物阻抗分析仪测量结果经身高矫正后代表肌肉质量，四肢骨骼肌指数 = 四肢骨骼肌量 / 身高（米）^{2}。亚洲人群切点值分别为男性 < 7 千克 / 身高（米）^{2}，女性 < 5.7 千克 / 身高（米）^{2}。

评估肌力可采用握力测试。研究证实，握力与下肢肌量和力量有显著相关性，而低握力则是个体活动能力低下的临床标志，且预测效能优于肌肉质量评估。另外，握力与日常生活活动能力表现出相关性。握力测试简单易行，用弹簧握力器便可测量，以上肢力量握力测量结果代表肌肉力量。亚洲男性 < 28 千克，

女性 < 18 千克则诊断为握力低下。

身体表现是评估肌功能的常用方法。简易躯体能力测试 SPPB 是由美国国立卫生研究院下属国家老龄化研究所（NIA）开发的评估肌肉力量及功能的综合性工具，同时能反应受试者步行能力与跌倒风险。简易躯体能力测试 SPPB 由三部分组成，分别是平衡试验、4 米步速试验、5 次起坐试验。每一部分计 0 ～ 4 分，总分 12 分，亚洲人群切点值为 SPPB 总分 ≤ 9 分为异常。测试得分越高代表肌肉功能越好，跌倒风险越低。

（1）平衡试验：在测试时受试者可以挥动手臂或其他方式（不借助外物）保持平衡，但脚不能移动。当受试者脚部出现移动难以维持平衡或者持续站立超过 10 秒则停止计时。当受试者在双脚并列站立和 / 或半脚错开站立项目中得 0 分则终止平衡试验。

（2）4 米步速试验：试验场地要求用胶带或其明显标志物在地面标注 4 米的直线距离，测试区域前后保留 0.6 米的无障碍空间。试验开始前让受试者双脚站立于起始线上，开始步行时用秒表计时。测试时受试者以正常步态速度通过 4 米的直线距离，行走时如有必要可以借助助行具（如手杖、助行架），当受试者的一只脚触碰终点线时停止计时。测试进行两次，以最快用时进行评分。

　　还有 5 次起坐试验和 6 米步速试验（测量方法同 4 米步速试验）。

小贴士

　　（1）不推荐家庭使用生物阻抗分析仪设备，其诊断准确性不高。

　　（2）5 次起坐试验亚洲人群用时 ≥ 12 秒为异常。

　　（3）步速试验的切点值为亚洲人群步速 ≤ 1 米／秒为异常。

第二部分

肌少症
与其他疾病的关系

"60岁开始读" 科普教育丛书

长得瘦弱是不是肌少症的隐患

12

生活实例

{ *Life examples* }

曹伯伯今年68岁，身高1.70米，体重58千克。5年前他在体检时发现血糖升高，去医院进一步确诊为2型糖尿病。医生告诉曹伯伯，糖尿病患者不仅要在医生的指导下用药或者注射胰岛素，还要注意控制饮食和适当运动。曹伯伯以为控制饮食就是尽量少吃，而且听周围病友说主食吃多了会升高餐后血糖，吃越少越好。于是，曹伯伯5年来坚持饮食清淡，早中餐只吃50克左右的主食，晚上基本不吃米饭，而且不敢吃肉和其他荤腥，怕血脂高。

最近一年来，曹伯伯发现自己的体重持续降低，从之前的65千克下降到58千克，看上去苍老了许多。最要命的是他感觉双腿无力，走一会儿路就容易疲累。以前跟老伴到超市去购物都是曹伯伯提东西，现在"大头"都是老伴提。因为腿脚无力，又怕跌倒，这让家住4楼的曹伯伯很苦恼。

曹伯伯的女儿从国外回来探亲，看到老爸这个模样，急得不行，赶紧带曹伯伯去医院检查。人体成分测试分析报告显示，曹伯伯的全身肌肉和脂肪减少明显，尤其是蛋白质、骨总量、体脂肪和骨骼肌量均低于正常值，诊断为严重营养不良和肌少症，为此接受一系列的综合治疗。

随着年龄的增长，许多老人的身型愈发消瘦单薄。那长得瘦弱是不是肌少症的隐患呢？答案是肯定的。消瘦是指体重减轻，常常由于肌肉和脂肪组织损失造成。俗话说"千金难买老来瘦"，然而这句话是不科学的。老年人出现消瘦，四肢也随之变细，以为这是上年纪和健康的表现。其实不然，如果细心观察，就会发现这些老年人更容易疲乏和患病，力气和活动能力也大不如前，这就是患上肌少症的表现。

肌少症是一种与肌肉量、力量和身体功能逐渐减少的疾病，其中包括了肌肉组织的减少。消瘦会增加肌少症的患病风险，而消瘦可以由多种因素导致。

（1）**营养摄入不足或营养不良**：缺乏从膳食中获取足够的能量和营养物质是导致消瘦的主要原因之一。如果长期摄入的食物不足以满足身体的需求，就会导致体重减轻。

（2）**消耗性疾病**：某些疾病的感染或炎症状态可以产生巨大的消耗，进而引起消瘦。例如，癌症、结核病、肺炎等严重疾病会影响身体的代谢过程，引起食欲不振、吸收障碍以及消耗过多的能量，导致消瘦。

（3）**消化系统问题**：某些胃肠道疾病，如慢性胃炎、溃疡病、肝病、肠道疾病等，可能导致食物消化和吸收能力受损，造成营养摄入减少，进而引发消瘦。

（4）**代谢异常**：一些代谢性疾病如甲状腺功能亢进、糖尿病等，会导致身体的能量消耗增加或者营养物质的利用受到影响，从而导致消瘦。

（5）**精神和心理因素**：长期的压力、焦虑、抑郁等精神问题可能导致食欲减退、睡眠质量下降和代谢紊乱，并最终引起消瘦。

（6）长期进行剧烈运动或过度节食：过度追求减肥目标，长期进行剧烈运动或限制饮食，摄入的能量不足以满足身体需求，会造成消瘦。这种现象在厌食症患者身上很常见。

中国居民膳食指南（2022）建议老年人的身体质量指数（BMI）应该维持在 20 ~ 26.9 千克 / 米^2。如果在短期内出现明显体重减轻，或是身体消瘦、身体质量指数过低，建议及时就医并寻求专业医生的帮助。医生可以针对具体情况进行评估，并提供相应的诊断和治疗方案。此外，进行合理膳食，适量的运动，避免过度节食和剧烈运动，以及保持心理健康，都是维持正常体重和健康的举措，也是预防肌少症的方法。

小贴士

瘦弱是肌少症的隐患，也是肌少症的表现。老年人应该维持适宜体重，将身体质量指数保持为 20 ~ 26.9 千克 / 米^2。

胖的人就不会得肌少症吗

13

　　瘦弱是肌少症的隐患，那"老来胖"是不是好呢？胖的人是不是就不会得肌少症？答案是否定的，胖的人也会得肌少症。当我们提到肥胖时，通常会想到体重过多和脂肪堆积。然而，最近的研究表明，仅仅关注体重和脂肪含量可能无法全面了解肥胖的问题。少肌性肥胖是指一种在肌少症的前提下发展的肥胖，体内脂肪增加会掩盖了肌肉的丢失引起的体重下降。

　　肌肉和脂肪的生长有其自然的规律。随着年龄的增长，肌肉在 30 岁左右达到峰值，在维持 5 年左右就开始逐渐下降。然而脂肪组织却随着年龄的增长不断增加，在 60 ~ 75 岁时达到峰值。因此肌肉量的减少往往伴随着脂肪的增加。

　　肌肉是运动器官，能通过收缩运动消耗能量，也能通过增加基础代谢率消耗能量。然而肌少症患者肌肉量下降，身体摄入的多余能量就通过脂肪的形式储存下来，并在内脏和肌肉堆积浸润。脂肪浸润会进一步通过氧化应激、炎症反应和胰岛素抵抗影响肌肉合成代谢，加速肌肉减少。肌肉的减少导致力量和身体功能的下降，体力活动水平也随之降低。这将引起更多的脂肪堆积以及肌肉减少，最终陷入恶性循环。

少肌性肥胖危害更大，主要有以下几方面。

（1）**身体功能障碍**：肌少症和肥胖均与老年人身体功能障碍、残疾和跌倒有关。与单纯肌少症或肥胖比较，少肌性肥胖与肢体功能障碍的关联更强。研究显示，60岁以上老年男性少肌性肥胖患者，患有3种以上身体功能障碍的风险增高8.72倍，女性患者风险增高11.98倍。少肌性肥胖患者远期发生身体功能障碍的风险均更高。

（2）**慢性疾病风险增加**：少肌性肥胖可以引起老年人代谢紊乱，使代谢综合征、心血管疾病风险增加。韩国老年人群研究发现，少肌性肥胖与胰岛素抵抗、代谢综合征、维生素D缺乏和心血管疾病风险因素有密切关联。韩国健康与老龄化的研究发现，与单纯肌少症或肥胖比较，老年少肌性肥胖患者的代谢综合征风险增高 8.28 倍。社区老年人出现少肌性肥胖后，心血管疾病风险增加 23%。

（3）认知功能下降与死亡率增高：少肌性肥胖与高龄老人的认知功能降低有关。70 岁以上老年人中，与非肥胖人群比较，少肌性肥胖患者认知功能有明显下降。此外，少肌性肥胖还与死亡率增高有关，肥胖且肌力降低的人群死亡风险比健康人群高 1.39 倍。

由此可见，"老来瘦" 和 "老来胖" 都不好，正确的观念是 "千金难买老来肉"，健康的老年生活应该是有力量，有肌肉。

小贴士

胖的人也可能得肌少症，会导致身体功能障碍、代谢异常，增加心血管疾病发生风险，并对精神与神经功能造成负面影响，使高龄老人的认知功能降低，抑郁症的发生风险增加。

重症监护室里的患者怎么防治肌少症

14

生活实例

{ *Life examples* }

　　李奶奶今年79岁，有10余年的冠心病史，平时胃口一般，体形消瘦。这两年经常便秘，偶尔大便不成形，自以为人老了都这样，李奶奶也没多在意。一周前，李奶奶出现了停止排气、排便的症状。她去急诊做了肠镜，发现乙状结肠有占位性病变，病理报告提示腺癌，于是入院接受手术治疗。

　　手术后两天，医生告诉李奶奶可以进食，但因为害怕进食影响伤口生长，有时候进食后感到恶心腹胀，所以李奶奶每天只吃一些米粥和肉汤；又因为每次起床都感觉头晕，所以她总是躺着，很少下床活动。就这样过了十余天，李奶奶的体重比入院前下降了，只有46千克。后来，李奶奶突然发高热，没多久就出现呼吸困难，被送入重症监护室（ICU）继续治疗。

在 ICU，医生给李奶奶上了呼吸机，插了多种导管（导尿管、鼻胃管），并用药物维持循环。2 天后，医生判断可以安全使用肠内营养了，于是开始通过鼻胃管泵入营养液。但因为胃回抽量多（＞500 毫升）及检查需要，鼻胃管泵入营养液总是断断续续。李奶奶在 ICU 住了 8 天才得以转入普通病房，自我感觉比之前更为疲劳、虚弱，体重又下降了 2.5 千克，双下肢有凹陷性水肿，小腿肌肉萎缩明显；进一步的血液检查提示营养指标（白蛋白和前白蛋白）也较低，医生给李奶奶做了握力测试（10 千克）、步行测试（0.4 米 / 秒）及上臂围（17 厘米）和小腿围测量（29 厘米），李奶奶被诊断为肌少症。

为什么生活实例中的李奶奶会在短时间内"掉秤"并丢失肌肉那么明显呢？原因是多方面的，具体分析如下。

（1）年龄：患者的年龄超过 65 岁，身体的生理功能下降，逐渐影响进食，缺少运动，并导致伴有慢性基础病。

（2）消化道恶性肿瘤：消化吸收受到影响，疾病负荷造成肌肉流失。

（3）手术：急诊手术缺少术前营养强化，创伤打击，术后禁食。

（4）术后康复不佳：进食能量及蛋白质密度低的食物，术后卧床缺乏锻炼，胃肠道功能减退。

（5）重症疾病及治疗相关：危重症代谢及治疗增加能量及蛋白质需求，胃排空减慢，检查相关性禁食处理。

李奶奶患上的肌少症指的是跟年龄相关的肌肉量和功能减退。肌少症与疾病状态下的肌肉流失和废用（长期卧床）、炎症反应、急性或慢性疾病导致的摄入不足都有关联。就李奶奶的情况而言，肌少症更可能是混合因素的结果。尤其对老年人来说，随着年龄增加，肌肉量减少尤为常见，其中最显著的肌肉量减少发生在下肢。肌肉衰减会对肌肉力量、步态和平衡产生很大的影响，同时也会增加老年人摔倒的风险。

重症情况下，肌肉量及力量的丧失是非常普遍的并发症。原因之一是脓毒症，手术和创伤应激状态等都会引起炎症风暴，炎症因子主导的高分解状态、线粒体功能异常、肌肉合成率降低，都会造成大量肌肉的丢失。此外，研究发现，2000 年美国已有超过一半的 ICU 患者年龄在 65 岁及以上，因此发生增龄相关肌少症的概率大幅增高。研究表明，增龄相关的肌少症与缺少运动的生活方式、慢病相关的炎症反应及营养不良相关，这些都会破坏肌蛋白合成与分解间的平衡，从而导致肌少症。在此基础之上，危重症中高发的神经肌肉性衰弱会被放大，从而造成更进一步的肌肉萎缩。还有营养不良（入院前及 ICU 获得性营养不良）。肌少症的病因复杂，而营养不良是其中一个重要因素，常见原因是能量和蛋白质摄入不足，营养素利用率降低，营养素需求增加。

总而言之，肌少症在危重症患者中发生率极高。老年性肌少症不仅会导致跌倒等问题，其潜在的病理原因也会使患者具备更高的危重症易感性以及更低的危重症生存率。目前大量的证据表明，营养支持和运动康复有助于改善结局，其中的策略有早期的营养评估、保证足够的蛋白质摄入、持续的营养状态监测以及肌肉刺激锻炼。

手术前后如何防止肌肉流失

15

生活实例
Life examples

72 岁的陈老伯一直以"苗条老汉"自居。他与老伴感情很好，一起买菜做饭，一起坚持每天在小区锻炼半小时。由于养生到位，陈老伯退休多年身材一点没走样。

去年开始，陈老伯时常感觉上腹部隐痛，进食后饱胀、打嗝，于是他三餐进食变得不规律，食量也明显减少，人因此清瘦了不少。老伴不放心，坚持让陈老伯就医检查，结果被诊断为胃癌。

很快，医院通知陈老伯入院，并做了胃大部切除手术。手术顺利，术后没有发生严重的并发症。不久，陈老伯便出院回家休养。

出院后，陈老伯很少到户外活动，一直居家卧床。饮食基本以汤类和白粥为主，感觉良好时偶尔吃些煮得软的米饭。每次老伴想让他吃些蔬菜或者肉类，他总担心消化不良而不敢尝试。

出院一个多月，陈老伯的体重不增反降 3.5 千克，他还时常感觉手脚无力，这让二老愁眉不展。

围手术期包括等待手术期间、手术期间和手术后 3 个时期，每个时期都有发生营养不良和（或）肌少症的可能性。而在这一时期，由于疾病、治疗及心理等各种因素的影响，很容易因为营养摄入的进一步减少导致肌肉组织丢失，进而发生营养不良且影响疾病预后和康复。

对老年人而言，一方面因为生理功能下降影响咀嚼吞咽能力，每天饮食量自然比不上年轻力壮时，加上年龄的增加，老年人往往会患上两种甚至更多的疾病，长期使用药物可能影响进食情况；另一方面，疾病本身，尤其是消化道疾病，容易发生恶心呕吐、腹胀腹痛，直接导致食欲不佳，摄入量明显较少。由于能量和蛋白质摄入减少，体重丢失最主要的部分就是肌肉了。因此，没有良好的营养摄入，很有可能术前就发生营养不良和（或）肌少症。这也是生活实例中的陈老伯在明确诊断前就变"瘦"了的原因之一。

　　无论对哪个年龄段而言，手术都是一种急性创伤和应激，会对人体产生严重的损伤。手术过程中可能发生失血，这也是造成蛋白质大量丢失的过程。一些手术范围较广、病情较重的患者，手术后需要在 ICU 度过数日；因治疗需要，患者往往在手术前几天和术后无法进食，加上 ICU 的重要职责是维持术后患者生命体征的稳定，使其能平稳度过这一危重时期，一般营养支持可能延迟数天给予，造成能量和蛋白质进一步缺乏。类似胃大部切除术，患者往往在术前和术后早期就难以经口饮食。缺少了食物来源，想要维持肌肉组织几乎是不可能的。

住院治疗仅仅是疾病治疗的一部分，通常在解决疾病最主要的问题之后，患者便会出院，开始疾病康复过程。然而，这一过程中营养不良依旧是老年患者常见的问题，最为明显的就是回家后不知道能吃什么、该怎么吃，很多老年人不敢吃或者胡乱吃，导致能量和蛋白质来源不足。同时，因为缺乏家人的照护或者看护不当，多数老年患者术后长期卧床，缺乏锻炼，造成体重，尤其肌肉量进一步下降。那些同时存在其他疾病的老年患者，更容易发生营养不良和肌少症。

围手术期肌少症的防治攻略主要有以下几方面。

（1）**手术前强化营养**：应尽量改善患者的血红蛋白、总蛋白和其他营养指标，最大限度提高患者手术耐受性。改善患者营养状况的方案需要根据病情而定，尽量采用肠内营养。对于没有足够时间纠正营养不良的患者，可以采用肠外营养。患者应积极配合医生治疗，如果能经口进食，应首先保证饮食中优质蛋白质和能量的摄入、维生素和矿物质的补充，同时适当运动，为手术做好准备。

（2）手术期逐步过渡：这一时期对营养不良／肌少症的预防和治疗主要由医生和营养师进行。对于那些术后不影响进食的患者，应结合患者情况给予合适的饮食，从流质、半流质到软食逐步过渡，减少能量和蛋白质进行性亏欠的发生。那些因消化道疾病而手术的患者，考虑术后营养问题，条件允许时有必要在术中放置营养管以利于术后康复。若无法进行肠内营养，当患者生命体征平稳时可予以静脉营养支持。

（3）出院后居家康复：术后居家康复是治疗的重要时期。在生理变化的自然规律和手术创伤双重影响下，要保证老年患者尽快康复需要从多方面入手，其中饮食非常重要。老年人应保证摄入充足的食物，以细软食物为主。为延缓肌肉进一步衰减，应常吃富含优质蛋白质的食物，尤其是红肉、奶类及大豆制品；多吃富含 ω-3 多不饱和脂肪酸的海产品，比如海鱼、海藻等。如果饮食不能保证营养充足，可以通过口服营养补充剂来弥补饮食的不足。同时，可以适当增加户外活动时间，多晒太阳并适当补充维生素 D。此外，应定期到医院随访评估。

53

为什么吞咽障碍也是肌少症惹的"祸"

16

　　吞咽是指食物经过口、咽和食管到达胃所产生的一系列连续动作，需要口、咽部和食管多个部位的肌肉相互协调。食物在进入口腔后，根据食团在口腔的位置分为 4 期。

　　第 1 期为口腔前期（又称咀嚼期），通过咀嚼运动将食物粉碎形成食团，为吞咽做准备，咀嚼肌为该阶段的主体，咬肌、颞肌、翼内肌、翼外肌不同程度地参与咀嚼运动；第 2 期为口腔期，是指将咀嚼后可吞咽的食团运送至咽部的过程，这一过程与众多肌肉的运动和神经系统的调控密切相关，口轮匝肌、颊肌、舌骨上肌群、舌肌、上颚肌等均在该时期发挥作用，保证吞咽过程安全有序；第 3 期为咽期，是指食团经过口峡、咽部到达食管入口处的过程，该时期为反射性运动，由 20 余对肌肉相互协调共同完成；第 4 期为食管期，是食团由食管入口处移送至胃部入口的过程，环状咽肌、食管的运动参加该阶段的完成。

　　肌少症不仅会影响全身骨骼肌力量，也会累及与吞咽功能相关肌肉的力量。从幼童时期到青年，肌肉组织不断变大、变强。然而，从中年的某个时候，这条轨迹改变了方向，很多肌肉开始退化，肌肉组织被脂肪和纤维取代，与吞咽相关的肌肉因衰老而失去质量，包括咬肌和舌肌的肌肉质量或体积减少，舌肌的强度降低；咽壁厚度变薄以及咽部肌肉萎缩，导致咽腔增大；食道上括约肌的闭合不够充分等，这些变化均会导致吞咽功能受损。此外，随着年龄的增加，喉头的生理位置会下降（支撑喉头的肌肉及韧带出现松弛而导致），为了完成吞咽动作，吞咽时喉头的上移幅度增大，这种生理结构的变化也是导致吞咽障碍的危险因素。

　　体力活动减少和与吞咽功能相关的肌肉运动减少也是导致吞咽障碍的原因之一。体力活动水平与经口进食功能直接相关，长期体力活动减少、卧床可直接导致四肢骨骼肌失用性萎缩，并累及与吞咽功能相关的肌肉量减少，引起吞咽障碍。有些疾病（如吸入性肺炎）在治疗期间需要禁食，长期禁食会导致参与吞咽功能相关的肌肉运动减少，进而引起其功能下降，增加其发生肌少症所致吞咽障碍的风险。

营养状况与吞咽功能也存在相关性，由于参与吞咽过程的肌肉组成以快缩肌纤维为主，而快缩肌纤维的生理功能更容易受营养状态的影响，因此，营养不良会导致吞咽功能相关的肌肉功能下降，继而引起吞咽障碍。某些可以引起肌少症的疾病同样会增加患者发生吞咽障碍的风险，如恶性肿瘤、阿尔茨海默病、神经系统退行性病变等。

总之，肌少症可以通过影响与吞咽功能相关的肌肉力量和功能从而引起吞咽障碍，年龄、活动减少、营养不良及某些疾病都会引起肌少症及其导致的吞咽功能障碍。

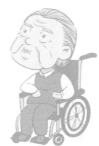

肾脏病患者肌少症的危机怎么破解

17

{ **生活实例** }
Life examples

　　齐阿姨今年 73 岁，3 个月前开始感觉两侧腿和脚慢慢肿起来，最近逐渐加重，并且感觉乏力，搬东西也比以往更加吃力，于是到医院肾内科就诊，入院接受治疗。

　　通过询问病情，医生发现齐阿姨有慢性肾功能不全史数年，但平时不规律服药，导致了这次病发。因为有慢性肾功能不全，齐阿姨和老伴平时荤菜吃得很少，有时连鸡蛋和牛奶也不是每天都吃。这次发病后，齐阿姨的食欲更差了，食量比之前减少一半左右，还刻意减少了蛋白质的摄入。进一步检查发现，齐阿姨同时还患有严重的肌少症，就是因为蛋白质摄入严重匮乏加上肢体缺少必要的运动所致。"肌少症？"齐阿姨面露难色："医生，慢性肾病患者就是要少吃荤食，但肌少症要多吃荤食，这个矛盾怎么解决？"

出院的时候，老伴拿着医生开具的营养处方道："瞧瞧，让你不要因噎废食吧，记住医生的话！"

慢性肾脏病（CKD）是以肾脏结构异常和功能逐渐丧失为特征的慢性疾病，据报道，慢性肾脏病的患病率为11%～13%，老年人是慢性肾脏病的多发人群。慢性肾脏病患者由于能量和蛋白质摄入量减少、炎症、高分解代谢以及共病等原因，普遍存在蛋白质能量消耗（PEW），即体内蛋白和能量代谢异常，以骨骼肌消耗最为明显，因此，慢性肾脏病易并发肌少症。并且，随着慢性肾脏病患者肾小球滤过率的下降，肌少症也随之进展，而肌少症又会进一步导致慢性肾脏病患者预后不良，二者互为因果，形成一个负反馈闭环。

蛋白质对于慢性肾脏病患者来说是一把"双刃剑"。首先，蛋白限制可以改善慢性肾脏病患者的不良结局。蛋白质分解会产生尿素等降解产物，这些代谢物大多数会被肾脏清除，并从尿液中排出。而当肾功能下降时，这些副产物就会积聚到血液中，损害身体健康。此外，蛋白质摄入过多也会对肾脏产生高滤反应等有害作用。因此，慢性肾脏病患者在肾单位减少的情况下，减少蛋白质摄入量将减少高滤过，既可减少尿毒症毒素，还可以改善肾脏血流动力学。

肾脏病患者中普遍存在蛋白质能量消耗，而营养状态直接关系到患者预后。因此，有必要对慢性肾脏病患者进行营养管理。于是，医学营养治疗（MNT）被提出，如今正在慢性病领域广泛应用。其由专业人士在个体化评估的基础上实施，护士或全科医生负责营养筛查，营养师或肾内科专科医生负责营养评估，根据膳食摄入情况、疾病分期、是否透析、代谢状态、是否合并糖尿病、血电解质检查结果等情况制定营养方案，并根据随访情况进行调整。既能保证患者有充足的能量、适宜的蛋白质摄入，避免营养不良，又不增加肾脏负担。

根据2020年美国国家肾脏基金会肾脏病预后质量倡议，蛋白质推荐摄入量不仅取决于慢性肾脏病分期，还需要根据代谢状态、是否合并糖尿病及血糖控制情况等灵活调整。具体蛋白质推荐量如下。

蛋白质推荐量表

疾病状态	推荐量
代谢稳定的慢性肾脏病 3 ~ 5 期	采用低蛋白饮食（0.55 ~ 0.6 克 / 千克体重·天），或极低蛋白饮食（0.28 ~ 0.43 克 / 千克体重·天），联合酮酸 / 氨基酸类似物
慢性肾脏病 3 ~ 5 期合并糖尿病的患者	0.6 ~ 0.8 克 / 千克体重·天
代谢稳定的 MHD 或帕金森病的慢性肾脏病 5D 期非糖尿病患者	1 ~ 1.2 克 / 千克体重·天
合并糖尿病慢性肾脏病 5D 期 MHD 和帕金森病患者	1 ~ 1.2 克 / 千克体重·天

为了避免蛋白质摄入过量或优质蛋白质摄入不足，可适当选择低蛋白质主食代替传统主食，并注意

将优质蛋白质合理分配于三餐中，详见下表。

部分食物蛋白质含量表

食物	蛋白质含量（克/100克）
传统主食（小麦粉、稻米等）50克	4
传统杂粮主食（玉米、荞麦等）50克	4
传统主食（土豆、红薯等薯类）100克	1～2
低蛋白主食（藕粉、粉条等）50克	<1
瘦肉50克	9
鸡蛋60克（一个）	8
牛奶250毫升	8
大豆25克/北豆腐100克/南豆腐150克	9
蔬菜500克	5
坚果25克	7
水果200克（1个）	1
植物油	0

注：食物重量均为生重，蛋白质含量为近似值。

此外，慢性肾脏病患者可能存在能量代谢受损。因此，保持充足的能量摄入对于预防蛋白质能量消耗非常必要。我国行业标准建议，慢性肾脏病 1 ～ 3 期患者，能量摄入以达到和维持目标体质量为准。慢性肾脏病 4 ～ 5 期患者，在限制蛋白质摄入量的同时，能量摄入需维持在 35 千卡 / 千克体重·天（≤ 60 岁）或 30 ～ 35 千卡 / 千克体重·天（＞ 60 岁）。并根据患者的身高、体质、性别、年龄、活动量、饮食史、合并疾病及应激状况进行调整。

运动＋饮食疗法在改善慢性肾脏病合并肌少症方面比单纯饮食疗法更有效。一方面，有氧运动可以有效地缓解炎症，改善慢性肾脏病患者的营养、骨密度、骨骼肌质量和肌力等。另一方面，患者可以逐渐增加蛋白质摄入量，避免了摄入大量蛋白质而使慢性肾脏病患者肾功能恶化。

总的来说，慢性肾脏病患者是肌少症的高危人群，肌少症增加了老年慢性肾脏病患者预后不良风险。因此，在慢性肾脏病的管理中，除了注重原发病的治疗外，还需重视老年患者全身功能减退的情况。积极进行营养评估，权衡蛋白质摄入的利弊，避免"顾此失彼"，改善老年慢性肾脏病患者的预后，提高患者生存质量。

怎样让肝硬化患者远离肌少症

18

　　肝硬化和肌少症看似毫不相干，其实关系密切。肌少症是肝病最常见的并发症之一，30% ~ 70% 的肝硬化患者会并发肌少症。肝脏是人体重要的代谢器官，蛋白质、脂肪和碳水化合物的代谢以及维生素的储存和激活等都在肝脏中进行。肝硬化时，可出现复杂的营养素代谢改变，引发一系列营养问题，常见的包括营养不良、肌少症。肝硬化患者肌少症的发生率与肝硬化严重程度密切相关。

　　肝硬化患者肌少症的发生与以下几点相关。

　　（1）能量摄入减少：肝硬化患者能量摄入减少有

很多可能原因，包括恶心、厌食、腹痛、腹腔压力增高、炎症、肠蠕动减慢等，部分患者因担忧肝性脑病而拒绝蛋白质摄入也是造成能量及营养摄入不足的原因之一。

（2）营养吸收及利用障碍：即使有足够的能量摄入，吸收不良也会引起肝硬化患者能量负平衡。肝硬化所引起胆汁分泌不足会导致脂肪分解减少、维生素 D 等脂溶性维生素吸收不良。肝硬化患者肠蠕动减慢容易导致排空障碍、小肠细菌过度生长，肠道微环境的改变也会影响营养的吸收和利用。

（3）骨骼肌代谢平衡失调：肝硬化患者发生肌少症不仅仅是由于饮食摄入减少和营养素的代谢紊乱，还与骨骼肌代谢失衡有关。骨骼肌含量通过蛋白质合成、分解和成肌细胞调节的再生能力之间的平衡来维持。肌肉生长抑制素具有抑制骨骼肌生长，加速蛋白水解的作用。肝硬化患者的肌肉中肌肉生长抑制素含量明显增高，打破了骨骼肌代谢的平衡。

肝硬化患者预防和治疗肌少症的主要措施是在肝硬化疾病本身治疗的基础上进行营养干预、增加身体活动等。补充足够的能量和蛋白质，建议营养不良的肝硬化患者每天摄入 30～35 千卡 / 千克体重以满足代谢需求。充足的蛋白质摄入可避免负氮平衡，对肝硬化患者预后有益。肝硬化患者蛋白质推荐摄入量为每天 1.2～1.5 克 / 千克体重，以维持氮平衡，降低肌少症的发生率。轻微肝性脑病患者可不减少蛋白质摄入量，严重肝性脑病患者可酌情减少或短暂限制蛋白质摄入，根据患者耐受情况，逐渐增加至目标量。早餐蛋白补充对防止肝硬化患者肌肉量下降有益；补充富含亮氨酸的支链氨基酸能减少肝硬化患者肌肉生长抑制素合成，降低肌少症发生的概率。

　　此外，适量运动对肝硬化有益。运动可以改善肝硬化患者肌肉健康和生活质量。进行力所能及的适量运动，可以预防和改善肌少症。

小贴士

　　肌少症是肝硬化最常见和最重要的并发症之一，并与不良预后、并发症的发生和死亡率增加相关。适当的营养补充和体能锻炼有助于降低肌少症发生。

慢阻肺到底"阻"了什么

19

{ **生活实例** }
Life examples

今年 75 岁的叶老伯膝下无子女，退休前是公交司机，有 30 年吸烟史。工作之余，他总爱和同事们挤在一起"吞云吐雾"，平时在家也不顾老伴的劝阻，我行我素，多年来养成每天吸一包烟的习惯。

叶老伯咳嗽、咳痰有 10 年了，他的痰液很浓，一活动就会气促和喘息。天气变化或是感冒时，他气促和喘息加重，休息后气促缓解，但要用药才能缓解喘息。

自从被诊断患有慢性阻塞性肺疾病（COPD）后，叶老伯终于开始戒烟。一戒成功，5 年来"太平"不少。但是一年前，老伴的突然离世给叶老伯带来沉重打击，他又复吸了，而且越吸越凶。

独居的生活让叶老伯干啥都提不起精神，原本喜欢上花鸟市场溜达或上公园健身，变成了整天坐在沙发上发呆，心情抑郁，加上不会烹饪，气促等症状的复发导致他更无心饮食。叶老伯对每日的三餐越来越马虎，常常以泡饭或方便面充饥，人也越来越消瘦。

促使叶老伯再次入院的原因是高热不退，他被诊断为肺部感染，医生告知他因为没有做好应有的自我保健，慢性阻塞性肺疾病的程度已是肺功能Ⅲ期，加上长期营养不良导致严重肌少症，抵抗力也大幅下降。

一病未除，又添新疾，叶老伯这下懵了！

慢性阻塞性肺疾病简称慢阻肺（COPD），患者由于肺弹性回缩力降低和气道阻力增加导致肺排空时间延长，同时持续性的气流受限和过度充气会导致肺泡最大通气量受限，增加了肺通气需求和呼吸肌负担，使者呼吸困难加重。临床表现为长期反复咳嗽、咯痰、喘息或呼吸困难，不定期的肺部感染，最终演变成肺心病。

根据肺功能可确诊并区分疾病严重程度（轻、中、重和极重度）。慢阻肺患者除呼吸道症状外，常常合并全身表现，包括营养不良、骨骼肌减少与功能障碍（肌少症）、骨质疏松、抑郁、贫血和心血管疾病等，尤其是肌少症对慢阻肺患者的治疗或预后产生显著影响。

老年慢阻肺患者因疾病、增龄等因素，身体功能下降、肌肉逐渐萎缩，更易合并肌少症。肌少症与老年人许多不良结局有关，包括残疾、生活质量差、日常生活活动依赖（ADL）和死亡率增加等。由于慢阻肺本就导致患者长期处于一种高消耗、高炎症因子水平及营养不良的状态，生活质量显著下降，此时再伴发肌少症，对老年患者来说无异于火上浇油，严重影响其呼吸功能及生活质量。经常可以看到老年患者经历一次急性的呼吸道感染后比以前更为消瘦。

肺康复在改善慢阻肺患者的健康状况方面有明显疗效，它包括健康宣教、心理疏导、运动训练和营养干预方案的建立，部分患者可通过肺康复使肌肉状态发生逆转。

运动锻炼是肺康复的基石，可改善肌肉功能及慢阻肺患者肺功能指标，包括被动运动、主动运动和肌肉锻炼。对于运动方式，有研究表明，改善肺功能指标最好的运动为抗阻训练，其次为八段锦和功率自行车。八段锦属于中小强度有氧运动，主要方式为呼吸训练联合肢体运动，分为坐式和站式两类。坐式八段锦的运动量相对较小，可用于肢体不便或重度呼吸困难患者，也可作为起床前或睡前的训练；站式八段锦的运动量较坐式大，可用于户外或集体进行下肢训练。功率自行车属于中等强度的下肢训练，能够明显提高慢阻肺患者的活动耐力、最大运动负荷和运动持续时间。

近年来，瑜伽也被越来越多地应用于慢阻肺患者的康复训练中。瑜伽中的呼吸形式主要为腹式呼吸和胸式呼吸，强调在吸气过程中让腹部充满气体，随着吸气的深入，让气体慢慢充满肺部，随后缓慢呼出，继而达到锻炼肺部功能的作用。

其他的运动方式如有氧运动，主要包括快走、慢跑、上下楼梯、登山等，可明显增加慢阻肺患者的活动耐量，减轻呼吸困难症状，改善精神状态。对于有条件的患者，可先进行活动平板或功率自行车的运动试验，得到实际最大心率，然后根据公式计算运动时间和强度。一般建议每周 3～5 次，每次持续 20～60 分钟中等强度的运动。

营养干预可以改善高龄慢阻肺老年患者的肌量减少和肌力降低，给予每天充足的能量和富含必需氨基酸的优质蛋白质，即每千克理想体重 24～36 千卡的能量和 1.2～1.5 克的蛋白质就可有效预防和逆转肌少症。

目前，营养补充方案包括饮食补充维生素 D_3、乳清蛋白、补充特定氨基酸（如亮氨酸）和 β－羟基－β－甲基丁酸（HMB）等。必需氨基酸是蛋白质合成的基本物质，补充支链氨基酸可以很好地协调运动，增强肌肉功能。研究表明，富含类胡萝卜素的抗氧化类食物可保护老年人的肌肉力量和行走能力。

心脑血管病患者得肌少症的风险高吗

20

生活实例

{ *Life examples* }

王伯伯今年 62 岁，是一位公交车司机。一份工作做了几十年，王伯伯也从一个"风度翩翩"的小伙子变成了如今"大腹便便"的大叔，朋友们都戏称他为"王胖子"。王伯伯平时一开车就坐上几个小时不动，私下更是与朋友们打牌聚会，烟酒都来。5 年前，王伯伯因为觉得胸闷去医院检查，确诊了冠心病。可他自觉"人老心不老"，依旧我行我素。人们都说"老来瘦"，可王伯伯的肚子却只增不减。然而虽然没有瘦，可他觉得体力越发不如从前了，让他很是苦恼。王伯伯去医院检查，医生给他做了握力测试（20 千克）、步行测试（0.4 米/秒）及肌肉量测量（BIA 6.5 千克/平方米），诊断为肌少症。医生告诉王伯伯，正是因为他不注意饮食和运动，才会导致脂肪越来越多，肌肉越来越少。

谈到心脑血管疾病，首当其冲的一个问题就是动脉粥样硬化（AS），这是一种由脂质蓄积驱动的慢性炎症性疾病，是脑梗、冠心病的主要病理基础。另外，不得不提的一个问题就是代谢综合征（MS），是指人体的蛋白质、脂肪、碳水化合物等物质发生代谢紊乱的病理状态。代谢综合征是导致心脑血管疾病的多种危险因素的集合，包括胰岛素抵抗（IR）、中心性肥胖、动脉粥样硬化性脂代谢紊乱、高血压、糖代谢紊乱等。

心脑血管疾病与肌少症之间存在诸多共同发病机制，如胰岛素抵抗与脂代谢紊乱、慢性炎症与氧化应激以及线粒体功能紊乱等。

胰岛素抵抗在代谢综合征和肌少症的发病中均发挥关键作用。其主要表现为肌肉、脂肪组织等对胰岛素敏感度降低，使正常量的胰岛素产生低于正常的生理效应，血糖不能有效地从血液循环中移除，从而进一步刺激胰岛素释放，导致继发性高胰岛素血症。而高胰岛素血症又可引起脂代谢紊乱，使保护性脂蛋白胆固醇合成减少，而低密度脂蛋白、极低密度脂蛋白与致病性脂蛋白胆固醇升高，并沉积于血管壁，形成动脉硬化粥样斑块，导致心脑血管疾病的发生。另外，生理状态下胰岛素可以促进骨骼肌蛋白的合成。胰岛素抵抗出现后，蛋白质的降解增加，而合成减少，最终引起肌少症的发生。

内皮细胞产生的活性氧（ROS）引起促炎细胞因子表达和炎症小体激活，促进白细胞（尤其是单核细胞）黏附并迁移到血管壁中，导致的炎症反应及内皮细胞的凋亡和脱落，是动脉粥样硬化的起始表现。炎症因子导致的血管内皮细胞功能异常是动脉粥样硬化早期病程进展的关键，并且贯穿动脉粥样硬化的各个阶段，二者共同作用，促进心脑血管疾病的发生发展。

此外，随着年龄的增长，炎症因子的表达也在逐步增加，导致肌肉分解代谢增加，并抑制骨骼肌细胞的蛋白质合成，从而导致肌少症的发生及发展。多种炎症因子参与了肌少症的发生，如 C- 反应蛋白（CRP）、白细胞介素 -6（IL-6）和肿瘤坏死因子 - α

（TNF-α）等。另外，骨骼肌组织的功能障碍可能诱发及加重慢性炎症反应的发生，反过来又会降低骨骼肌的功能，从而导致恶性循环。

线粒体是细胞内一个高度动态的细胞器，通过不断融合与裂解来控制其形态、大小和数量，以适应细胞的能量代谢需求。线粒体调控动脉粥样硬化发生的病理基础，线粒体功能障碍可致血管内皮细胞损伤并影响胆固醇代谢，促进动脉粥样硬化。老化时，线粒体的动态平衡被打破，与肌少症的发病相关。老年人线粒体能量最大生成率和衰老肌肉线粒体含量显著下降，由能量缺乏导致的蛋白质合成下降也是引起肌肉萎缩的主要原因之一。

综上所述，心脑血管疾病和肌少症之间存在着千丝万缕的联系，胰岛素抵抗与脂代谢紊乱、慢性炎症与氧化应激以及线粒体功能紊乱在其中穿针引线。但也因为二者有着共同的病理机制，所以任何预防和更好地管理心脑血管疾病的努力，诸如平衡饮食，摄入足够的蛋白质，规律进行体育锻炼等，也同样是改善老年肌少症的有效手段。

为什么糖尿病也会与肌少症扯上关系

21

{ **生活实例** }

Life examples

　　张先生今年 72 岁，10 年前被确诊患有 2 型糖尿病。近一年来，张先生经常感到走路时腿脚无力，甚至有时候需要扶着东西才能行走。他还经常感到疲劳，稍微动一下就气喘吁吁。做一些简单的家务活，比如拖地、整理房间等，张先生都感到吃力。除此之外，张先生的血糖也变得更加不稳定。这些症状让张先生感到非常困扰和不安。医生经过一系列检查后，告诉他患上了常见的老年性疾病——肌少症。

　　糖尿病和肌少症是两种不同的疾病，但它们之间存在一定的关系。糖尿病是一种慢性疾病，患者的血糖水平升高，导致身体各个器官受损。肌少症则是一种肌肉质量和肌肉功能减退的老年性疾病，会导致身体虚弱、活动能力下降。

糖尿病和肌少症之间的关联性主要表现在两方面。一方面，随着年龄增长，糖尿病可能会导致肌少症的发生。糖尿病患者在长期高血糖的状态下，肌肉中的葡萄糖代谢受到影响，炎症反应增加，肌肉逐渐萎缩。同时，糖尿病患者的胰岛素敏感性降低，胰岛素可以促进肌肉生长和修复。一些糖尿病常见的并发症也会导致肌肉力量和身体功能下降。因此，这些因素综合影响下会加速肌少症的发展。另一方面，肌少症也可能影响糖尿病的控制。肌肉减少和功能减退会导致能量消耗减少，脂肪和血糖代谢紊乱，进而影响糖尿病患者的血糖控制。

糖尿病和肌少症之间的关联性需要引起重视。在治疗糖尿病时，应该注意患者的肌肉量和肌肉功能，及时发现并治疗肌少症。同时，对于糖尿病患者，在控制血糖至目标范围的基础上，合理的营养治疗和运动治疗也是防治肌少症的重要措施。

营养治疗是糖尿病并发肌少症的治疗方案中最容

易被接受的。保证足够的营养摄入能避免营养不良和肌肉萎缩。营养治疗包括增加摄入蛋白质，补充氨基酸、维生素 D 及 ω-3 脂肪酸等。建议老年糖尿病并发肌少症患者最佳的蛋白质摄入量每日 1.2 ～ 1.6 克 / 千克体重，并适量增加富含亮氨酸等支链氨基酸的优质蛋白质。适量补充维生素 D，能改善肌肉健康和血糖控制。补充富含 ω-3 脂肪酸的鱼油或亚麻籽油，能改善老年人的步速，增加下肢肌肉体积和握力。

适量的运动可以促进肌肉生长和修复，提高身体功能。有氧运动能改善代谢健康，抗阻训练能有效改善肌少症患者肌肉质量和功能。因此糖尿病患者可以通过抗阻训练、有氧运动与营养补充相结合的方案来预防肌少症。建议在保证充足营养的基础上，每周进行 150 分钟的中等强度有氧运动（最大心率的 50% ～ 70%），或者每天步行超过 5 400 步，再加上 1 周 3 次，每次 20 分钟的抗阻训练。

总之，糖尿病患者在控制血糖的同时，还应该注意肌肉量和肌肉功能的评估，及时发现并治疗肌少症，同时加强运动和营养摄入，促进身体健康。

为什么说肌少症和骨质疏松是一对"难兄难弟"

22

中国人有句俗语叫"骨肉相连"。现代研究显示，肌肉和骨骼作为运动系统的两大重要组成部分，的确是密不可分的。骨量在 30 岁达到峰值，随后出现进行性缓慢下降，到 70 岁时骨量减少约 30%，而肌肉量也在 30 岁左右达到峰值，却 50 岁时肌纤维的数量开始下降，肌肉量每年损失 1% ～ 2%，80 岁时损失约 30%。

肌肉与骨骼来源均为间充质祖细胞，组织发育具有同源性，可谓"同根生"。长大以后，两者不仅位置上是"邻居"，它们都接受共同的内分泌调节的激素，拥有许多共同的分子信号通路，还有共同治疗的药物。随年龄的增长，两者互相影响，彼此功能的退化均会导致跌倒、骨折和身体功能的进一步丧失。因此，肌少症和骨质疏松密不可分，可谓一对孪生的"难兄难弟"。

干细胞、衰老和炎症机制对于肌肉和骨骼代谢生长起到重要作用。作为"邻居"，二者可以通过肌细胞分泌的肌因子和骨细胞分泌的骨因子双向接收和分泌生化信号，从而影响肌肉和骨代谢。此外，脂肪组织衍生的脂肪因子还调节骨骼的代谢以及骨骼肌的分解代谢。肌因子、骨因子和脂肪因子通过内分泌系统发挥作用，以调节肌肉、骨和脂肪代谢。

肌少－骨质疏松症与骨折之间存在强相关性，是老年人跌倒的重要危险因素。肌少－骨质疏松症还是死亡的独立危险因素。一项对 80～94 岁的女性进行的为期 10 年的随访，研究显示：骨量和体重减少是死亡风险增加的标志，当骨质疏松和肌肉减少同时发生，可能会进一步增加死亡率。此外，肌少－骨质疏松症患者的衰弱、抑郁症发病率也高。

基于两者密不可分的关系，互为因果以及并存的常态，这对"难兄难弟"有共同治疗的方法。首先是抗阻训练刺激骨骼的生成和肌肉蛋白质合成，改善肌少－骨质疏松症患者的骨微架构，肌肉质量、力量和能力。其次是营养补充，补充维生素 D、钙、维生素 K 和乳清蛋白，建议每天补充蛋白质 1.2～1.5 克/千克、维生素 D 800 ～ 1000 国际单位、钙 1300 毫克和肌酸 3 ～ 5 克。

随着人口老龄化的快速进程，老年人随着增龄伴发的骨量和肌肉丢失，会增加老年人患肌少 - 骨质疏松症的风险，导致衰弱、跌倒、骨折和死亡率增加，严重影响老年人预期寿命和生命质量。尽早对肌少 - 骨质疏松症进行有效筛查和合理营养，加强锻炼，在医生指导下进行药物干预，对于改善老年人生活质量、提高生活水平具有重大意义。

肿瘤为什么会伴有肌少症

23

生活实例
Life examples

张大爷最近陷入了苦恼，今年 69 岁的他自认为身体健康，但近半年来他感觉身体有些变化，精神不振，食欲不佳，偶有上腹隐痛，体重莫名减轻。察觉异样的张大爷去医院做了胃镜检查，结果却吓坏了家人，他被诊断为进展期胃癌。细心的医生在给张大爷做完胃癌病情介绍及评估后，还给他做了营养风险和肌少症筛查，告知张大爷他同时合并肌少症。胃癌是恶性肿瘤，但肌少症是个什么病？又有哪些危害？张大爷有点茫然……

老年人群体随着年龄增长，肌肉减少得更快；肿瘤等消耗性的疾病可促进肌肉非正常途径流失，大大加速肌肉减少这一过程，增加罹患肌少症的风险。但由于目前社会环境尚未对高危人群的肌少症风险纳入常规筛查，个体缺乏对肌少症的科学认知，很多中老年肿瘤患者，面对肌少症引起肌肉的力量减少、强度下降、功能减退等典型肌少症表现并未引起足够重视，而是把注意力都集中到肿瘤及其治疗本身，忽略了肌少症的存在。有研究显示，肌少症在肿瘤患者群体中明显升高，其中又以胃癌为主，在其中晚期，合并肌少症的概率为 28.8% ～ 50%。

肿瘤患者由于肿瘤的发生部位、良恶性程度、病程进展速度不同，抑或社会心理因素参与，导致肌少症的发生与发展、影响程度存在明显个体差异性。肿瘤对肌少症的影响主要包括以下几个方面。

（1）肿瘤代谢消耗：恶性肿瘤细胞生长分裂速度快，能量需求高，会与身体正常细胞"争夺"营养，从而导致患者消瘦、代谢失衡。肌肉作为最大的蛋白质库，储存着人体大约 60% 的蛋白质，首当其冲受到异常代谢状态的影响，被消耗分解，就好比将"好家具拆了当柴烧"。此外，肿瘤导致的炎症也会促进肌肉的分解。

（2）肿瘤相关的饮食障碍：肿瘤患者常常伴随着食欲减退、恶心呕吐等症状，导致他们的摄入营养减少。营养不良会导致负氮平衡，即身体摄取的蛋白质不足以满足其蛋白质合成的需求，从而导致肌肉的分解和肌肉量的减少。

（3）手术相关的长期卧床和运动受限：肿瘤患者在围手术期长期卧床也会导致肌少症加重。患者术后因长时间床边补液、引流管冲洗管限制等原因，使得自主活动减少，会增加营养不良和感染风险，后者会进一步导致身体蛋白消耗，加重肌少症。

（4）肿瘤治疗的不良反应：常见的肿瘤治疗方法如手术、放疗和化疗等也会对身体造成损伤，进一步加重了肌肉量的减少。

肿瘤患者遇上肌少症"雪上加霜"，如何干预

24

肿瘤患者由于种种原因常伴有肌少症，在肿瘤治疗的过程中更需要合理营养和运动干预来提高身体免疫力，改善身体状况。

营养干预可以从以下 3 点进行。

（1）增加蛋白质摄入：肿瘤患者应增加富含优质蛋白质的食物摄入，如瘦肉、鱼类、家禽、豆类、奶

制品等，蛋白质摄入量为 1.2 ～ 1.5 克 / 千克体重 / 天。

（2）**选择高营养密度食物**：肿瘤患者常伴有食欲减退或消化道不适等症状，建议选择高营养密度的食物，比如富含优质蛋白的肉类和富含维生素的新鲜蔬果。

（3）**补充维生素和矿物质**：维生素和矿物质在肌肉的合成和功能中起着重要作用，建议咨询营养师或医生进行适量补充。

运动干预主要为有氧运动和抗阻训练。适量的轻度有氧运动能够增加心肺功能和代谢率，促进身体的营养吸收和利用，比如散步、慢跑、自行车骑行等。在专业指导下进行适当抗阻训练以增加肌肉量和肌肉力量，比如弹力带、小型哑铃训练等。

肿瘤和肌少症之间存在紧密的联系，在进行治疗时应保持乐观心态，加强营养与运动，从而更好地应对肿瘤和肌少症的双重挑战。

第三部分

运动
助力增肌

运动有什么好处

25

运动的好处可太多了，可以说运动是"万能药"。

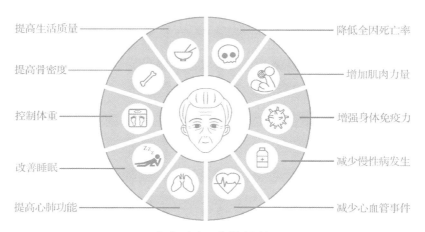

老年人运动的好处

（1）适度运动可以降低全因死亡率：体力活动不足是全球第四大死因。在中国，适度运动每年避免超过 100 万人过早死亡，预防 18.3% 的过早死亡。

（2）适度运动可以防治慢病：目前大量的科学研

究已证明，适度运动对六大系统 28 种疾病有很好的辅助治疗的作用，包括肌肉骨骼系统、泌尿系统、呼吸系统、心血管系统、神经系统、代谢系统疾病等。运动可以通过改善心脏的血供和营养，降低心脏病的危险因素；改善血管壁的弹性，使外周血管阻力下降，降低收缩压 4 ～ 9 毫米汞柱；改善脂代谢，长期坚持中等强度的有氧运动可降低总胆固醇和甘油三酯的水平，增加高密度脂蛋白（好胆固醇）水平，预防动脉粥样硬化；提高身体对胰岛素的敏感性，改善糖代谢的调节。适度运动是控制体重最积极有效的手段，可以降低与肥胖相关疾病发生的风险。运动还可以降低多种癌症的发病率，并提高部分癌症患者的生存率。

（3）适度运动可以延年益寿：保持规律运动的人看上去更年轻，比如钟南山院士拥有不输年轻人的健壮体魄、工作精力，根本不像一位 86 岁的耄耋老人。随着年龄的增加，肌肉质量、力量、细胞线粒体数量和功能、再生能力均有所下降，而运动可以改善这些能力的下降，从而有效预防或延缓多种慢性病、行动限制、残疾、失能等状况的发生，实现健康老龄化。

（4）适度运动有益大脑健康：运动是大脑的营养，规律运动可提高体内脑源性神经营养因子水平、逆转增龄导致的海马体萎缩、改善大脑的神经炎症、促进大脑神经元的连接，使人更聪明并预防阿尔茨海默病等疾病的发生，提高老年人生活质量。

（5）适度运动有益心理健康：运动可以改善抑郁、焦虑等症状，提高心理健康水平。运动时可促进多巴胺、内啡肽等快乐激素的分泌。只要参加体育运动，心理健康水平一定比不参加要好，而且即使是确诊抑郁症患者，同样是动比不动要强。

（6）适度运动可以节约医药费：美国运动医学学会和疾控中心数据显示经常锻炼的人住院和看病的频率远远低于不锻炼的人。有规律地参加体育活动，可减少50%以上的医疗开支。

小贴士

（1）限制久坐时间，代之以任何强度的身体活动。

（2）开始运动永远不晚，即使中老年开始运动，心血管疾病和癌症死亡率也能分别降低43%和16%，且越早开始运动越好。

运动能预防肌少症吗

26

　　肌少症的发生主要是由于年龄增长和肌肉"废"用导致的。随着年龄的增加，肌肉横截面积减少，肌肉被胶原蛋白和脂肪等非收缩组织浸润，肌纤维的数量也逐渐减少，肌肉量和力量随之下降。一般肌肉力量在 40 岁时达到顶峰，随后逐渐下降，60 ～ 70 岁时每十年下降 15%，70 岁以后每十年下降 30%；肌肉量在 30 岁时达顶峰，随后逐渐下降，40 ～ 70 岁时每十年下降 8%，70 岁以后，每十年萎缩达 15%，80 岁后更是高达 30%。

　　运动可以减少或延缓由于增龄导致的肌肉再生的衰退，激活肌肉干细胞——卫星细胞，改善肌肉生成的潜能，减少肌肉纤维化。运动可以减少年龄相关的肌内脂肪堆积，肌肉的流失与脂肪堆积之间有着重要的因果关系。运动可以提高肌肉细胞和组织的收缩功能，进而改善由于增龄导致的肌肉力量的下降。运动还可以有力地改善受损的肌肉新陈代谢能力，减少炎症反应，改善胰岛素抵抗和线粒体的功能障碍。线粒体是肌肉细胞的源泉，人类在衰老的过程中面临的问题之一就是线粒体及其功能的退化。有研究显示，经过 6 个月的力量训练，老年人的线粒体特性将会发生巨大变化，甚至与年轻人（平均年龄 24 岁）无异，说明运动可以帮助人们逆转衰老的肌肉组织。运动还可以延缓骨量的丢失、提高骨骼强度等。

人的骨骼肌占体重 40%～45%，由数以千计且具有收缩功能的肌纤维组成，附着在骨骼和关节处，接受神经信号进行收缩或舒张活动，产生走、跑、跳、举等身体活动。同时，骨骼肌是人体高度可塑的器官，也是人体最"欠抽"的器官。即使给它舒适的环境、丰盛的营养、没有任何外在的负担，它也会逐渐走向萎缩。只有通过反复进行强有力的肌肉收缩运动，使肌肉纤维产生轻微损伤时才会向肌肉下达"生长"的命令，同时提供肌肉用于生长的"原料"时，肌肉才不会萎缩，并变得强壮，也就是用"进"废"退"。

良好的营养和积极的运动相结合，可以最大限度地减少老年人下降的肌肉量、力量和身体表现，延长独立生活的时间，降低跌倒和骨折的风险，从而预防或延缓行动限制、残疾、失能等发病率，转化为健康的老龄化。

小贴士

（1）肌肉是高度可塑的器官。

（2）通过科学的运动，完全可以延缓或逆转由于增龄导致的肌肉质量和身体各方面功能的下降，实现健康老龄化。

已经得了肌少症，运动还有效吗

27

生活实例
Life examples

今天，社区开展了老年人肌少症社区筛查活动。张阿姨从来没有听说肌少症这种疾病，于是好奇地来到活动现场。

听了专家对肌少症的介绍后，平时很少运动且久坐的她心里打起了鼓，从没想到过肌肉减少还会带来那么多的健康问题和严重后果。于是，张阿姨加入了筛查队伍。

不久后，张阿姨拿着检测报告忐忑不安地来到专家咨询台："医生，快帮我看看报告，筛查人员说我检查结果不太好，基本可以诊断肌少症，这可怎么办啊？"

医生咨询了张阿姨的生活习惯和日常身体活动情况后，给张阿姨的建议是必须加强运动和合理营养，同时必须减少久坐时间，代之以任何强度的身体活动。张阿姨心里犯了嘀咕，既然是病，不是应该吃药吗？已经得了病，运动能有用吗？带着疑问，张阿姨问道："医生，有啥特效药啊？"

"运动再加上合理营养就是肌少症的特效药之一！"医生详细地解释起来。张阿姨一下子心情好了许多，连忙道："今天开始，马上慢慢运动起来，肌肉对于健康和生活质量太重要了。谢谢医生！"

随着年龄的增长，人的各方面功能都会衰退。肌少症的发生主要是由于增龄和肌肉用得过少。虽然年龄的增长无法抗拒，但通过增加肌肉的活动，尤其是运动，完全可以防治由于增龄导致的肌肉量减少并促进肌肉的生长及肌肉力量的增加。一般通过 3 ~ 4 个月的力量训练，可以增加 1.5 ~ 2 千克的肌肉。

还有重要的一点是，通过运动可以使我们始终保持身体高功能状态，使老年人即使 90 岁也能保持独立生活的状态而无需求助他人，生活质量大大提高。有一项针对体弱的 90 多岁老年人的研究，这些老年人每周训练 2 次，进行了 12 周的组合训练后（包括力量、平衡和步态训练），肌肉的质量、坐站能力、握力、大腿肌肉的最大力量、爆发力均得到显著的提升，说明即使 90 多岁体弱的老人通过运动也可以有效地改善肌肉质量、提高肌肉力量，改善日常独立生活能力！动总比不动好，而且什么时候运动都不晚。

（1）即使是 90 多岁高龄的虚弱老年人，通过规律的适量运动，也可以有效提高肌肉力量、改善肌肉质量和身体功能。

（2）即使是久坐的行动不便的慢性病老年人，通过安全的行走也可以有效改善失能的风险。

哪些运动是肌少症的"良药"

28

生活实例
Life examples

住在幸福花园小区的李阿姨今年刚满 55 岁，最近走路的时候她总觉得腿脚软绵绵的，没有力气，经常一不小心就崴脚，而且吃饭也没有胃口，往常能吃一碗米饭，现在连小半碗都吃不完。她去医院后，经过一般医学、精神认知、营养状况和上下肢力量、躯体功能等综合评估，李阿姨被确诊患上了"肌肉衰减综合征"，也就是俗称的"肌少症"。

这可让李阿姨发愁，眼瞅着马上就可以退休享乐却得了这个病。李阿姨的好朋友孙阿姨得知此事后，赶忙安慰道："别担心，咱小区的金大爷前段时间也确诊了肌少症，近来天天见他在公园里运动锻炼，举小哑铃，练太极拳，身体状态看起来可倍儿棒呢！你也能行！"

运动是肌少症的"良药"，可以帮助肌少症患者增加和提高肌肉质量和肌肉力量，改善肌肉功能和整体身体表现，还可以帮助提高骨密度，减少跌倒风险。抗阻训练、有氧运动、传统运动功法、多模式的运动组合是肌少症的四种"药"，不同类型的运动对于肌少症的改善程度和效果不一样。

（1）抗阻训练：就是力量训练，能够有效增加肌肉量、提高肌肉力量和改善身体功能表现。中等强度的抗阻训练对肌肉耐力有明显改善效果，高强度抗阻训练能有效加强肌肉爆发力。加压抗阻训练对提升肌肉力量具有显著的积极影响，与单独进行低强度训练相比，低强度加压训练在增强肌肉力量方面更为有效，低强度抗阻训练的效果不如高强度抗阻训练。八周壶铃训练可以显著改善握力和背部力量，并且在训练后四周效果仍可保留。

（2）有氧运动：有氧运动对于肌少症的效果主要体现在能够促进心肺功能的改善，减少心血管疾病发生的风险，对于肌肉量和肌力的影响则相对较小。进行有氧运动可以增加肌肉纤维的横截面积，减少体内脂肪，包括肌肉内脂肪，从而改善肌肉量。广场舞具有强化老年女性身体肌肉量和下肢腿部相对最大肌肉力量的作用，对改善老年女性平衡抗干扰能力具有较好的效果。

（3）传统运动功法：传统运动功法主要包括太极拳、八段锦、易筋经等，这些传统运动功法可增强下肢肌肉力量，延缓上肢肌力衰退，对于改善身体功能，如下肢功能、步行能力等具有一定作用。具体而言，八段锦能够增强下肢肌力，延缓上肢肌力衰退；太极拳可以提高下肢肌力，改善下肢功能；易筋经可以改善步行能力；健身气功在防治肥胖导致的肌少症方面具有优势。

（4）多模式的运动组合：多模式的运动组合是指将各种运动方式相互结合进行锻炼，可包括抗阻训练、有氧运动、平衡训练等。多模式的运动组合对于肌少症的所有维度都有显著的影响，能够改善肌肉质量、肌肉力量和身体功能，这是其相较于其他单一运动类型的优势。其中，"抗阻训练＋有氧运动"的联合是较为常见的一种两两组合运动方式，能够显著增加握力，改善身体功能。"抗阻训练＋平衡训练"的运动组合有助于增加肌肉量，增强握力，改善身体功能，并使体重指数下降。

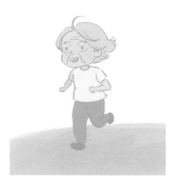

抗阻训练有什么好处

29

抗阻训练也称为力量训练，是指人体克服阻力从而达到提升肌肉力量的训练方法，是改善神经肌肉控制，提高运动表现最直接和有效的途径之一。肌肉力量是人体一切活动之本，任何身体素质都是通过一定的肌肉工作方式来实现的。人体姿势的维持、自身肢体的移动和克服阻力对外做功都需要一定水平的肌肉力量。人体通过肌肉收缩、舒张，一定程度上也可以减轻心脏的工作负担，并促进血液回流心脏。人体肌肉的生长发育衰老有自然规律，30 岁左右到达峰值，50 岁以后平均每年减少 1% ~ 2%，80 岁以上丢失约50%。提高肌肉的功能（包括肌肉力量、肌肉耐力和爆发力）对各个人群都非常重要。

力量素质是人体进行运动的基本素质之一，是获得运动技能和取得优异运动成绩的基础，同时也是其他身体素质（速度、灵敏、柔韧、平衡）发展的重要因素。按肌肉收缩的特点，力量可分为静力性力量和动力性力量；按衡量肌肉力量大小的标准，力量可分为绝对力量和相对力量；按其表现的形式，力量又可分为最大力量、速度力量和力量耐力等。

定期进行抗阻训练除了可以带来身体外形上的改善，还可以带来的健康益处有：提高生活质量，减缓衰老；降低日常生活中各种体力活动的生理应激；有效管理、缓解、预防慢性病；预防和减轻心理抑郁、焦虑、增加活动和缓解疲劳；增加糖的摄取，减少患 2 型糖尿病的风险；降低静息血压，减少患心血管疾病和脑卒中（中风）的概率；加快胃肠道运转速度，降低患结肠癌的风险；加强腰椎肌肉，减少腰部疼痛的风险；增加骨骼密度，降低患骨质疏松的风险；改善平衡能力，降低跌倒的风险；减少疼痛，缓解关节炎、纤维肌痛；帮助体弱的中老年人重建身体功能。

此外，抗阻训练对代谢功能和能量利用还有三重影响。第一，力量训练能大幅提升训练期间的能量利用率；第二，训练后恢复期间，力量训练能适当加快身体代谢率；第三，训练期间，肌肉全天需要更多的能量，静息代谢率因此得到显著提高。

小贴士

　　对于中老年人来说，失去平衡便容易摔倒，而摔倒会让他们更少地参与运动，从而导致肌肉萎缩。这样的恶性循环会产生功能性退化。抗阻训练是中老年人增加肌肉量和力量最有效的方式，针对中老年人设计的训练计划中，应当将增加腿部力量和保持平衡作为首要目标。

如何进行抗阻训练
30

　　抗阻训练是获得、保持肌肉量和肌肉力量最有效的方法，提高肌肉功能对各类人群尤其是中老年人群至关重要。如何进行抗阻训练，应当着重关注以下几个方面。

（1）热身：热身一方面可以使肌肉、肌腱以及韧带变得温暖，利于关节滑液的分泌，使身体不易受伤；另一方面，徒手或者小重量下的热身可以使我们在进行正式抗阻训练前，提前适应动作模式、熟悉相应动作。

（2）锻炼类型：针对不同的训练目标可以分为稳定性力量练习、力量耐力练习、增加肌肉围度练习、最大肌肉力量练习、爆发力练习等。

（3）锻炼顺序：一般遵循先大肌群练习再小肌群练习；先爆发力练习再一般力量练习；先多关节复合性练习再单关节辅助性练习；先力量练习再稳定性练习的原则。

（4）锻炼器材：身体自重、固定力量器械（史密斯机、倒蹬机等）、自由重量器械（哑铃、杠铃等）、功能性训练器材（弹力带、壶铃、药球、瑞士球等）均可选用。

此外，进行抗阻训练时可参照 FIRST-VR 原则。

FIRST-VR 原则运动推荐表

	普通人群	中老年人群
运动频率 （Frequency）	一般训练者每周 2 ~ 3 次； 有经验训练者每周 4 ~ 6 次	根据自身情况，建议每周 2 次，保证身体的适应恢复
运动强度 （Intensity）	所能承受最大强度的 90% ~ 60%（可重复 4 ~ 16 次动作）	所能承受最大强度的 50% ~ 40%（可重复 15 ~ 20 次动作）开始逐渐增大到 80% ~ 60%（可重复 8 ~ 12 次动作）
重复次数 （Repeat）	发展力量、爆发力 1 ~ 6 次； 增加肌肉围度 6 ~ 12 次； 稳定与肌肉耐力 12 ~ 20 次	建议以重复 15 ~ 20 次的负荷开始提高力量
练习组数 （Set）	发展力量、爆发力 3 ~ 6 组； 增加肌肉围度 3 ~ 5 组； 稳定与肌肉耐力 2 ~ 3 组	充分考虑承受能力，保证质量，仅做一组也是有效的

（续表）

	普通人群	中老年人群
间歇时间（Time）	稳定与肌肉耐力30 ~ 60秒；增加肌肉围度60 ~ 90秒；发展力量、爆发力3 ~ 5分钟	进行两组及以上训练时，间歇时间适当延长1 ~ 2分钟，让肌肉得到休息
运动总量（Volume）	一般训练者30 ~ 60分钟；有经验训练者60 ~ 90分钟	适当减少每次锻炼时长，从10分钟开始，最终控制在20 ~ 40分钟即可
重复节奏（Rhythm）	稳定与肌肉耐力节奏缓慢；增加肌肉围度节奏适中；发展力量、爆发节奏快速	以稳定与肌肉耐力为主要训练目标，节奏以慢速 – 中速即可

小贴士

（1）运动结束后对当次训练的部位以及身体主要肌肉群进行静态拉伸。

（2）锻炼方式多种多样，根据自身实际情况自由选择；明确锻炼目的，在锻炼类型上中老年人可以更多关注稳定性力量练习与力量耐力练习，兼顾爆发力练习。

（3）推荐中老年人更多地利用身体自重练习，其运动风险小，兼顾稳定性力量练习，可以有效防止日常跌倒；还可以使用生活中常见的水瓶、水桶、书籍、椅子等，使抗阻训练更加多样、便捷。

坐着锻炼也可以防治肌少症吗

31

积极运动对维持老年人身体功能、日常生活独立性及生存质量至关重要。作为老年群体中的不同个体，我们是不是都希望可以选择一种适合自己的"运动方式"来进行锻炼防治肌少症呢？

随处可见的椅子就是一种绝佳的训练工具。日常生活里，椅子也是家庭必备，随手可得，且相对于专业健身器械价格便宜。我们可以通过多种方式把它融到运动锻炼里。借助椅子坐着进行不同类型的力量练习，非常适合身体活动能力有限的年老体弱者防治肌少症。

老年人借助椅子坐着锻炼有额外的作用，如为身体提供支撑；给予年老体弱者更多信心；确保锻炼者的安全；增加锻炼的多样性；让参与者获得成就感。

上海体育科学研究所和复旦大学附属华东医院合作，从安全性、综合性、功能性、简易性等角度出发，编排了一套适合老年人防治肌少症的椅子操。具体动作如下。

坐姿上举

动作要点：

（1）双脚与肩同宽坐于椅上，椅背靠墙；

（2）身体正直，双手屈肘90度，握拳向上，拳心向前，成侧平举姿势；

（3）向上伸肘关节至手臂伸直；

（4）向下还原至侧平举姿势；

（5）每组重复 6 ～ 12 次，共做 1 ～ 3 组，组间可休息 1 ～ 2 分钟。

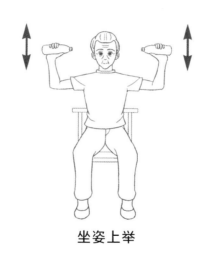

坐姿上举

坐姿仰卧起坐

动作要点：

（1）双脚与肩同宽坐于椅子前半部，椅背靠墙；

（2）双手交叉于胸前，身体略后倾轻触椅背；

（3）上体前屈至垂直于地面，然后再还原至轻触椅背，练习过程中躯干保持稳定；

（4）每组重复 6 ～ 12 次，共做 1 ～ 3 组，组间可休息 1 ～ 2 分钟。

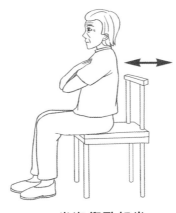

坐姿仰卧起坐

坐姿蹬腿

动作要点：

（1）双脚与肩同宽坐于椅上，椅背靠墙；

（2）双臂自然放在身体两侧，保持躯干稳定；

（3）一侧脚不动，另一侧脚自然上抬约 45 度，勾脚尖；

（4）抬起腿向前下方伸膝蹬腿，同时保持身体稳定；

（5）还原至抬起姿势；

（6）每组重复 6 ～ 12 次，两脚交替进行，做 1 ～ 3组，组间休息 1 ～ 2 分钟。

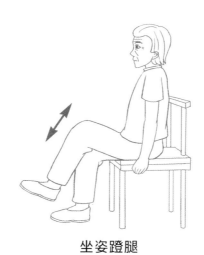

坐姿蹬腿

坐姿提拉

动作要点：

（1）双脚与肩同宽坐于椅上，椅背靠墙；

（2）躯干伸直，前倾约30度，双手伸直自然放置在身体两侧；

（3）向上屈肘伸肩至背阔肌充分收缩；

（4）然后向下双手还原至初始手臂伸直姿势；

（5）每组重复6～12次，共做1～3组，组间可休息1～2分钟。

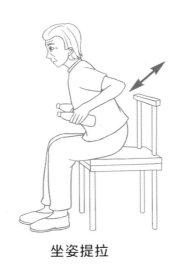

坐姿提拉

坐姿侧屈

动作要点：

（1）双脚与肩同宽坐于椅上，椅背靠墙；

（2）躯干正直，双手交叉放于胸前；

（3）躯干向一侧侧屈（倾斜）；

（4）还原至躯干正直姿势；

（5）每组重复 6 ～ 12 次，共做 1 ～ 3 组，两侧交替进行，组间休息 1 ～ 2 分钟。

坐站练习

动作要点：

（1）背对椅子，靠近站在椅子前，双脚与肩同宽，椅背靠墙；

（2）双臂前平举，保持躯干稳定，缓慢屈膝屈髋下蹲；

（3）接近椅子时稍作停顿并将身体重心落在椅子上；

（4）全脚掌使劲向下用力，伸膝伸髋，还原至起始姿势；

（5）每组重复 6 ～ 12 次，共做 1 ～ 3 组，组间可休息 1 ～ 2 分钟。

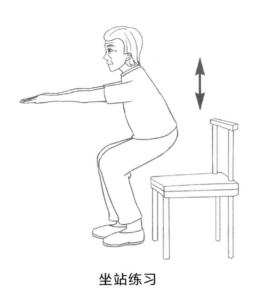

坐站练习

运动一定要去健身房等运动场馆吗

32

健身房等运动场馆有专业的运动场地设施，也有专业的科学健身指导人员，可以让老年人的运动更安全、有效。但老年人运动时并不是一定要去运动场馆才行。

健身房等运动场馆只是一种运动场所的选择，运动的场所也可以选择在户外或者居家。

对于老年人而言，在户外运动一方面可以通过运动强身健体，另一方面户外美好的风景、新鲜的空气本身也是修身养性的良方，在阳光下运动还有利于老年人的骨骼健康。但是当遇到雨、雪、高温、低温等恶劣天气不适宜出门的时候，老年人在家中也可以开展居家运动。

体育运动可以随时随地开展，并且和日常的生活有效结合，这种运动与生活相结合的方式被称为体育生活化。体育生活化比休息的时候消耗更多的能量，易于执行。

在户外时，老年人可以将一些交通出行方式和家务行为转化为体育运动，如骑自行车去菜场、拎着购物袋步行回家、走路上下楼梯等，并逐渐将这种体育生活化的行为养成习惯，使生活化的行为可以随时随地进行。

在室内时，老年人也可以借助家里已有的条件随时开展运动，介绍几个老年人可以居家进行的运动项目。

（1）椅子坐站：站在椅子前，双脚与肩同宽，椅子的后背靠墙；之后双臂前平举，屈膝屈髋下蹲，保持身体平衡，慢慢坐在椅子上；停顿一下后便将身体重心落到椅子上；然后脚后跟使劲向下踩，伸膝伸髋，返回站立姿势。重复这组动作进行 8 ～ 12 次，或者做到感到疲劳为止。要注意确保椅子结实稳固，椅子后背靠墙；如果需要，手扶大腿起立。

（2）后踢腿：站在一把稳固的椅子后面，或者靠墙站着，将双手扶在椅子上或者墙上，使身体增加稳固性，双脚稍稍开立；然后慢慢地向臀部方向抬起右腿，停顿片刻后慢慢将右腿返回，脚踩到地面上；用左腿重复以上动作，两腿轮换重复进行 8 ～ 12 次。要注意在慢速地、在可控状态下进行这项锻炼，并确保椅子结实稳固，最好将椅子放在防滑表面上（例如地毯）以保证练习的安全。运动过程中要配合有节奏的呼吸。

（3）墙式俯卧撑：离墙约一臂距离面向墙站立，

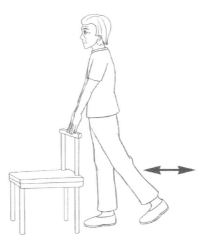

后踢腿

双脚与肩同宽；之后伸开双臂，身体向前倾，将双手手掌压放在墙上，与两肩同宽；然后将双臂伸直，慢慢地吸气并弯曲肘关节，将身体靠向墙身，双脚平放在地面上，身体挺直；呼气并慢慢地将胳膊返回到完全伸展的姿势。完成 8 ~ 12 次重复动作。练习时避免双臂伸展过度，或者锁住肘部；避免在湿滑的表面上练习，并穿耐磨防滑的鞋子。整个练习过程中，身体重量应由手臂撑起，不要试图用腹部肌肉或者下肢肌肉将自己身体推离墙体。

运动多久可以看到增肌效果

33

运动是增加和提高肌肉质量和肌肉力量的有效手段之一。目前的运动干预类型主要包括四种，即抗阻训练、有氧耐力运动、多模式的运动训练组合、传统运动功法，不同类型运动的效果不一样。

抗阻训练是一种已经被证实能够有效增加老年人肌肉质量、提高肌肉力量和改善身体功能的运动类型。日常抗阻训练既可以使用自身体重作为阻力进行训练，也可以利用器械作为阻力。利用自重或器械的10周，每周2次、每次60分钟的抗阻训练可以改善下肢肌肉力量；8周壶铃训练可以显著改善握力和背部力量，并且在训练后4周仍有效果；6个月，每周3次且强度维持在35%～55%的低负荷小强度的抗阻训练可以改善肌力；12周，每周3次每次40分钟的弹力带训练也可以改善肌肉力量。与抗阻训练常见的哑铃、杠铃等健身器材相比，弹力带方便携带，对人群、天气、健身场地和设备要求不高，并且具有较高的安全性。弹力带可通过长短和不同颜色改变运动强度，使用简单方便。

有氧耐力运动对于防治肌少症有一定的效果，主要体现在可以促进身体心肺功能的改善，降低心血管疾病的风险，增加肌肉纤维的横断面积，减少体内脂肪，包括肌肉内的脂肪，从而改善肌肉质量。步行（健步走）也能预防肌少症，6 个月的步行能增加肌肉质量，特别是原本肌肉质量水平较低者，走路较快的人患肌少症的风险更小。

包括抗阻训练、有氧耐力运动、平衡训练和其他运动方式等在内的体育活动进行相互组合而形成的一种运动类型即为多模式的运动训练组合。为期 12 周、每周 3 次的平衡训练、抗阻训练和本体感觉训练等多模式的体育锻炼可以提高肌肉力量。

传统运动功法主要包括太极拳、八段锦、易筋经等，这些传统运动功法对于提高肌肉力量，改善肌肉的协调性和身体的活动能力有显著效果。

日常锻炼的计划需要遵循 FITT 原则，即锻炼频率、强度、时间、类型。针对不同人群，包括未被诊断为肌少症，但肌肉流失比例较高的高危人群，或已被确诊的肌少症患者，选择不同的运动类型。一般情况下，运动强度保持在中等强度，即呼吸加快，微微出汗，可以正常说话但不能唱歌，或同等效果的大强度锻炼，即呼吸急促，出汗较多，可以说话但不连贯。根据《肌肉衰减综合征营养与运动干预中国专家共识》的推荐，每天需要进行累计 40 ～ 60 分钟中高强度运动，其中包括 20 ～ 30 分钟的抗阻训练；每周锻炼天数 ≥ 3 天。现有研究中的干预周期从 8 周到 24 个月不等。

> **小贴士**
>
> 　　要想运动有效果，除了适宜的运动强度和运动量以外，持之以恒是关键。

除了运动，还有什么方法可以增肌

34

　　小明的爷爷 70 多岁，医院诊断他患有慢性阻塞性肺疾病。爷爷平日里陪奶奶去菜市场买个菜都会上气不接下气，脸憋得通红，还时常伴有咳嗽、咳痰症状。家人们都很担心，告诉爷爷还是尽量少动，多卧床休息。经过一段时间卧床休息和药物治疗，爷爷的症状得到较好的控制。

　　但是最近，小明发现爷爷在家走到卫生间都看上去很吃力，偶尔出个门有时还会发生"腿打软"的现象，跌倒的风险明显增加。小明赶紧带爷爷到医院检查，经过系统检查后，医生告诉小明，这是长期卧床使全身运动系统功能下降，肌肉萎缩所致，肌肉萎缩严重甚至会影响独立生活能力。医生建议，在不加重慢阻肺病情的前提下，需要通过运动来增强肌肉。小明这才恍然大悟。

人到老年，容易体弱多病，常常被迫与床为伴，尤其心肺慢性病患者，需要减少直立性活动，多卧床休息来缓解症状，因此，预防肌肉功能下降和流失尤为重要。这类老年卧床患者，除了合理膳食以外，还可以通过以下方法防止肌肉流失，增加肌肉。

（1）物理因子干预：通过中、低频生物电疗刺激身体表层大肌群，如臀肌、大腿周围肌肉和小腿三头肌等，使肌肉产生动作电位，引起肌肉的自主收缩运动，产生类似于运动治疗的效果，可预防肌肉萎缩，使肌肉量增加。

（2）辅助抗阻训练：选择适合自己的运动方式是预防肌少症的关键。对于长期卧床的老年人或老年患者，在选择运动形式时，可采用平躺位辅助抗阻训练，由家人与其做对抗运动，如做肩关节前屈、外展抗阻训练，下肢抬高或蹬腿抗阻训练等，以中等强度负荷为宜，每组 8 ～ 12 次，2 ～ 3 组，组间休息 1 ～ 2 分钟，隔天一次。如果没有人协助运动，可采用便携式加压训练设备或弹力带加压的方法，在上臂或大腿处，采用加压训练带或弹力带环绕绑定肢体，施加可感知、可忍受的压力，卧床老年患者通过肌肉静力性收缩、平移肢体或翻身动作来加强全身肌肉的活动，能一定程度上减缓肌肉萎缩和流失，维持肌肉功能，达到增肌效果。

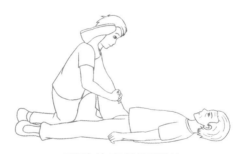

下肢抬高抗阻训练

当然，增肌运动贵在坚持，不轻言放弃。因为老年人的身体状况相对较差，在被动抗阻或加压增肌训练时要在运动康复师的指导下进行，如有不适，应及时去医院就诊，以免延误病情。

小贴士

　　常年卧床的老年患者，要想达到增肌效果，首先需要合理膳食，补充充足营养；其次，采取低、中频生物电刺激疗法，通过物理因子刺激肌肉蛋白合成；在有条件的情况下，在运动康复师指导下通过被动抗阻或加压训练方法，以适宜个体情况的中强度负荷运动，可以达到增肌的效果。

如何避免过度运动导致的伤害

35

　　科学运动有利于促进身心健康，而不科学的运动可能损害健康，更有甚者可能危及生命。但是，只要引起足够的重视，做足万全准备，科学制定运动方案，完全可以趋利避害，用好运动这把"双刃剑"，有效避免运动可能带来的各类伤害。首先，在开始运动锻炼前，建议老年人先进行一次全面的身体检查，在了解自己的身体健康状况、功能水平和运动能力后再开始运动，以最大限度地避免因身体状况不能承受运动而受伤或发生意外的情况。

在确定自己的健康状态适宜参与运动锻炼后，老年人首先要根据自身的体力特点、健康状况、运动基础、运动习惯等来选择最适宜自己的运动项目，继而制定合理的运动方案，做到心中有数。运动锻炼方案的选择需要循序渐进，要根据自己对于体育健身活动的适应程度，科学地、逐步地增加体育健身活动时间和运动强度。在开始健身运动初期，运动负荷和运动量要小，经过锻炼对运动负荷和运动量逐步适应后再逐步增加和达到适宜的运动负荷和运动量。切忌在运动过程中随意增加运动强度。如遇感冒或其他疾病、身体过度疲劳等情况，也应暂停运动锻炼，及时治疗或休息。

老年人在每次运动前后要加强自我监测，每天或隔天记录自我感觉、运动前后的脉搏、血压、出汗、食欲、睡眠等情况，以便适时调整运动方案和计划。运动过程中要注意自己身体的反应，一旦运动中出现脉搏过快或过慢，或变得不规则等不适感，应立即停止运动，及时就医。另外，运动时发现皮肤苍白、嘴唇或指甲变紫，感觉头痛、眩晕、呼吸困难，可能是运动过度的征兆，必须及时停止运动或降低运动量。合适的运动强度和运动量应该是运动时感到发热、微微出汗，但休息后即可恢复，次日精力充沛、有运动欲望、食欲和睡眠良好。

此外，一定要在每次运动锻炼前做好充分的准备活动，运动后认真做好拉伸和放松活动。要选择专业运动鞋、运动服，并且在安全的场地开展运动。

小贴士

（1）老年人忌参加激烈竞争的运动。无论参加何种运动项目，重在参与，切忌争强好胜，否则超过了体力承受范围，极易引发意外。

（2）运动时要注意动作正确，错误的动作或技巧与人体力学相违背，很容易引起受伤。

（3）参与一些特定的运动时注意佩戴头盔、护膝、护腕等运动专项护具，并对有过损伤或者容易损伤的部位进行重点防护。

（4）如果运动中感觉关节或者身体其他部分有疼痛或不适，为了安全起见，需要停止或降低运动量。

（5）尽量避免憋气的动作或过度用力，不要参加精神过于紧张的比赛活动。运动时尽量避免快速旋转及长时间低头动作。

（6）运动时要注意适当安排短暂休息。

（7）避免饱餐后立即参加运动和运动后立即进食。

膝盖等关节不好，运动时要注意什么

36

老话说得好，"树老根先枯，人老腿先衰。"随着年龄的增长，尤其下肢负重关节，容易发生退行性改变，甚至演变为慢性关节炎。要保护关节，关键是提高神经肌肉控制能力和肌肉力量，改善平衡能力。因此，老年人运动时需注意以下情况。

（1）**运动前多热身**：老年人关节易僵硬，肌肉难激活，在运动前需要积极热身，多做关节舒展活动，渐进性增加热身动作的幅度和力度，让全身热起来，为后续运动做好充分准备。

（2）**选择合适自己的运动形式**：依据个体自身情况，选择较低关节负重或扭转的运动形式，如行走、骑自行车、游泳，或动作缓慢而有节律的太极拳、八段锦等。建议大体重或患有关节炎的老年人，避免跳跃或过度负重的力量练习，减少上下楼梯或爬山活动，延缓关节的磨损和退化。

（3）**控制训练量和强度**：遵循因人而异、循序渐进、量力而行原则。不要过快过度增加运动时间；也不要过快增加运动强度，如爬山或上下楼梯，向上爬山或上楼梯膝关节负重会瞬间增加 4 倍体重，而下山或下楼梯时，膝关节承受的压力会更大。

（4）**选择合适的运动装备**：包括运动鞋和关节护具。穿舒适的运动鞋在有缓冲的塑胶道路上运动，保持正确的行走或跑步姿态，可以预防下肢关节的损伤。慢跑落地时前脚掌先着地，膝关节弯曲，身体微微向前倾，尽可能地避免膝关节过伸或内扣。避免在水泥地或坑坑洼洼的地面上运动，必要时，佩戴护膝或护踝进行运动，但是不能过度依赖护具，会造成"不用则废"的后果，关节周围的神经肌肉得不到足够的应力刺激，会变得越来越虚弱，对关节保护不利。

（5）注意关节保暖，心态平和，不争强好胜：对于老年人，尤其不爱运动的老年人，冬天更要做好关节的防寒保暖。

（6）运动后适当放松：有助于恢复肌肉和关节疲劳，避免疲劳积累。运动后可以进行肌肉静态拉伸，如压腿活动拉伸大腿后群肌肉、侧弓步下压拉伸大腿内收肌群等，每个拉伸动作持续 15 ～ 30 秒。记得补充水分。

小贴士

老年人膝盖不好，不要做过多的跑跳或上下台阶运动，否则会加剧关节磨损。不要选择自己不擅长的运动形式，改变以往运动习惯；尽量选择一些对下肢关节负重较小的运动形式，如游泳、骑自行车等。

怎样判断运动后是否增加了肌肉质量

37

生活实例
Life examples

临近退休却罹患肌少症的李阿姨听了好朋友孙阿姨的劝，很快从生病的沮丧状态中走了出来，积极治疗，主动向医生、运动处方师、社会体育指导员等专业人士寻求帮助。李阿姨还因病结识了许多同患肌少症的新朋友，有同小区的金大爷、赵大妈，隔壁小区的陈阿姨、王叔叔等。她慢慢意识到肌少症并不像她想象中那么可怕，自己也并不孤单。

李阿姨每天坚持运动，每次锻炼之后就在"肌少症运动打卡群"打卡。过了一段时间，她感觉自己似乎有所好转，胃口也比之前好了些，可又犯了难，天天运动不知道效果到底怎么样，怎么判断运动是否增加了自己的肌肉质量呢？

　　肌肉质量的测定方法多种多样，主要可以采用直接法、间接法、简易法来判断运动是否增加了肌肉质量。

　　（1）直接法：测定肌肉质量的直接法包括双能 X 线吸收法（DXA）、计算机断层扫描技术（CT）和磁共振成像技术（MRI），其中双能 X 线吸收法是测量肌肉质量的金标准。具体而言，测量的是人体四肢骨骼肌质量（ASM），再将其除以身高 ^{2}，得到四肢骨骼肌质量指数（ASMI）。若运动一段时间之后，四肢骨骼肌质量指数变大，则说明肌肉质量有所增加，反之，则说明肌肉质量减少或几乎没有变化。

　　（2）间接法：间接法则需应用生物电阻抗法（BIA）测出肌肉含量，通常通过人的身体成分仪这个设备载体来测量实现。生物电阻抗法是一种非侵入性且简单的方法，它采用微弱的（人体感觉不到）恒定交流电流，通过人体手、足与电极连接测量人体各部分的电阻抗。人体内脂肪为非导电体，而肌肉水分含量较多，为易导电体。如脂肪含量多，肌肉少，电流通过时生化电阻值相对较高，反之生化电阻值相对较低。通过以上信息，能够无创伤测量人体细胞内外水分、肌肉量、脂肪含量、骨矿物质含量等。使用生物电阻抗法测量出肌肉质量的数值，通过比较运动前后数值的变化，可以判断肌肉质量是否增加。

（3）简易法："手指测量法"是判断肌肉质量的简易方法之一。露出小腿部分的皮肤，将双手的食指与拇指围成一个圈，放在小腿最粗的地方，圈起来后，如果其空隙和之前比较变小，说明下肢的肌肉质量可能有所增加。"软皮尺测量法"是另一种判断肌肉质量的简易方法，同样需露出小腿部分的皮肤，坐在椅子上双脚踩地，膝盖弯曲，使大腿和小腿呈 90 度，将皮尺环绕小腿，皮尺需与地面保持水平，紧贴着但不挤压，测量小腿最粗部位，若和之前比较，数值变大，则说明肌肉质量可能增加。

第四部分

如何吃出肌肉

要想增肌肉，需要特别注意 哪些营养素

38

　　随着年龄增加，肌肉量下降和肌肉功能减退是老年人必须面对的健康问题。没有什么灵丹妙药可以长生不老，但也不要听天由命。只要做到合理营养，就能减缓肌肉流失的速度，降低跌倒的风险，乐享晚年生活。下面介绍几种帮助肌肉健康的营养素。

　　蛋白质是一切生命的物质基础，肌少症与蛋白质摄入和代谢密切相关。维持肌肉量的主要因素是肌肉蛋白质合成与分解的平衡，随着年龄的增长，肌肉蛋白质的分解会逐渐占据上风，如果这个时候肌肉蛋白质的合成再跟不上的话，肌肉量就会减少，导致肌肉衰退，从而引发一系列的健康问题。人体从膳食中摄入的蛋白质能促进自身肌肉蛋白质的合成，蛋白质摄入量与肌肉的质量和力量呈正相关。

　　氨基酸是蛋白质的基本组成单位，人体内含有 20

多种氨基酸，其中有些氨基酸是人体不能合成或者合成量不能满足身体需要，必须直接从食物中摄入的氨基酸，这些氨基酸被称为必需氨基酸。必需氨基酸中促进肌肉蛋白质合成的主要是支链氨基酸，包括亮氨酸、缬氨酸和异亮氨酸，其中亮氨酸更是重中之重，是全身和骨骼肌蛋白质合成的重要调控因子，尤其对老年人而言，充足的亮氨酸可以提升老年人身体蛋白质净合成水平。

维生素 D 是一种脂溶性维生素，可以经皮肤中的7-脱氢胆固醇经日光紫外线照射后产生，本身没有生物活性，必须经肝肾羟化后才有活性。它能促进钙的吸收，因此对骨骼健康至关重要。实际上，维生素 D 还能促进肌纤维的合成和肌肉收缩功能，对肌肉的结构和功能都有重要的影响。研究表明，体内维生素 D 营养状况不良与肌肉质量减少、握力下降、体力活动受限及衰弱有关，低维生素 D 水平的老年人，发生肌少症的风险是维生素 D 水平正常者的 5 倍。

ω-3 多不饱和脂肪酸包括 α-亚麻酸、二十碳五烯酸（EPA）和二十二碳六烯酸（DHA）。α-亚麻酸是必需脂肪酸，在体内可以代谢为 EPA 和 DHA，但是转化率有限。研究表明，ω-3 多不饱和脂肪酸具有抗氧化特性，可以降低体内炎症水平，从而对肌肉蛋白质合成产生促进作用，并且可以缓解老年人肌肉蛋白质合成中的抵抗现象，对提高肌肉力量和改善躯体功能有正向作用。

预防肌少症，每天要吃多少蛋白质
39

尽管蛋白质在肌肉健康中具有重要作用，但现实却是老年人往往由于各种原因导致膳食蛋白质摄入不足。最新研究表明，我国 65 岁以上老年人每日蛋白质平均摄入量 47.9 克，摄入不足的比例是 76.6%，尤其是高龄老人和农村老年人，蛋白质摄入不足比例均超过 80%。

随着年龄的增加，衰老的肌肉实际上是需要更多的氨基酸才能最大限度地刺激肌肉蛋白质的合成，这种现象被称为合成代谢抵抗。如果不能满足这种刺激，就会导致肌肉质量（主要是快缩肌纤维）逐渐丧失，从而影响肌肉力量的产生和身体功能。目前，普遍认为摄入足够的蛋白质才可以预防肌少症的发生，至少可以减轻肌少症的进展。增加膳食蛋白质摄入量不仅可以支持肌肉量的维持，还可以在钙和维生素 D 摄入量充足时支持骨骼健康。

　　和年轻人相比，老年人因为基础代谢率和身体活动水平下降，所以总能量消耗是降低的，老年人的能量需要量也是逐渐下降的。但是膳食蛋白质的需要量，却因为合成代谢抵抗的存在，是不降反升的。我国推荐健康成年人的蛋白质摄入量为 1 克 / 千克体重，65 岁以上的老年人为 1.2 千克 / 千克体重。为了预防肌少症，老年人还需要根据自己的身体活动水平和健康状况，适当增加蛋白质的摄入量。

　　不仅要关注蛋白质摄入量，还要关注蛋白质的质量。食物蛋白质在营养价值上也有高低之分，如果其中含有必需氨基酸的种类、数量和比例更接近于人体

蛋白质建议摄入量表

身体状况	蛋白质建议摄入量（每千克体重）	示例：一位体重为70千克的老年人每天推荐蛋白质摄入量
一般老年人	1 ~ 1.2 克	70 ~ 84 克
进行抗阻训练 / 患有急慢性疾病的老年人	1.2 ~ 1.5 克	84 ~ 105 克
严重疾病 / 营养不良老年人	2 克	140 克

注：老年患者，尤其是肾脏疾病患者，蛋白质建议摄入量请咨询临床医生或注册营养师。

蛋白质的氨基酸组成，这种蛋白质被称为优质蛋白质，更容易被人体消化吸收。通常来讲动物性食物来源的蛋白质及大豆蛋白质都属于优质蛋白质。优质蛋白质比例最好占一半，这样才能更好地发挥膳食蛋白质对肌肉合成的作用。

肌肉蛋白质合成是一个动态更新的过程，需要的是持续刺激，表现在三餐就是蛋白质摄入要均衡。切不可哪一餐稀饭咸菜，草草了事，哪一餐又大鱼大肉，大快朵颐。每一餐都应该认真对待，将蛋白质摄入量均衡分配到一日三餐，才可以更大程度刺激肌肉蛋白质的合成，并随着年龄增长刺激肌肉质量的维持。

红肉白肉，哪种肉更有助肌肉健康

40

蛋白质是"肌肉保卫战"的重要武器，动物性食物和植物性食物都可以提供蛋白质，但是能提供优质蛋白质的，最主要的还是动物性食物，也就是我们俗称的"吃肉"。是不是"吃肉补肉"呢？"吃啥补啥"并不靠谱，就拿"吃肉补肉"来说，别以为补的都是肌肉，也可能补的是身上的肥肉。

经常出现在饭桌上的"肉"通常就指猪、牛、羊、鸡、鸭、鹅以及鱼虾蟹贝等水产类食物的肌肉部分。"肉"也有红白之分，简单地说，一般会把猪、牛、羊这些哺乳动物的肉称为"红肉",把鸡、鸭、鹅以及鱼虾蟹贝等水产类称为"白肉"。

无论"白肉"还是"红肉",都富含优质蛋白质、脂类、脂溶性维生素、B 族维生素和矿物质等,是平衡膳食的重要组成部分。各种"肉"的蛋白质含量为 13% ~ 20%(见后页图)。在富含蛋白质的同时,这些肉中还含有不同类型的脂肪酸,"红肉"中的饱和脂肪酸和胆固醇的比例更高一些,而"白肉"则相对含有较多的不饱和脂肪酸,尤其是某些水产品中还富含 ω-3 脂肪酸,不仅仅对预防血脂异常和脑卒中等疾病有效,对肌肉健康也很重要。目前的研究支持,过多地食用"红肉"会增加心血管疾病、糖尿病和癌症的风险。再加上我国监测的数据也显示我国居民动物性食物摄入量相对较高,其中"红肉"(主要是猪肉)的食用量占动物性食物总量的比例达到 54%,而"白肉"仅占 28%。因此,《中国居民膳食指南(2022 年版)》建议要适量摄入动物性食物,优先选择鱼,少吃肥肉、烟熏和腌制肉制品。

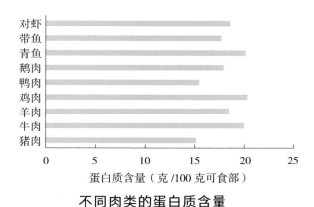

不同肉类的蛋白质含量

　　肉类中的蛋白质和脂肪含量会随着食用部位的不同而不同，从猪里脊肉、猪五花肉到猪肥肉，蛋白质含量越来越低，脂肪含量越来越高。

　　从预防肌少症的角度，无论"红肉"还是"白肉"，要做到在保证蛋白质摄入的同时，避免过多地摄入饱和脂肪。在保证食用量的前提下，改变一下红肉和白肉的比例，多加一些禽类食物和水产，减少一点畜肉；其次要注意的是吃瘦肉，少吃肥肉。还有一点，吃新鲜的"肉"，少吃烟熏和腌制肉制品。这些加工肉制品可以增加食物的风味，可以偶尔尝尝，但不要成为餐桌的主角。

不喜欢吃肉，还能保证摄入足够的蛋白质吗

41

　　很多老年人都有这样的想法，年龄大了，饮食就要清淡些，这样才能"养生"，才能远离"三高"，因此吃的肉就越来越少，甚至有的老年人加入"素食大军"的队伍中。其实，饮食清淡没有错，但饮食清淡的重点是要少盐、少油和少糖，要改变的是"重口味"，而不是在食物的种类上有删减，更不是让老年人只吃素。

　　素食对老年人健康的影响，虽然研究的结果并不一致，但是，对肌肉健康来讲，如果只吃素食，对肌肉健康是不利的。首先，素食中的蛋白质质量并不高，大部分可食用的谷类、蔬菜、水果中的蛋白质都不是优质蛋白质，要想让它们发挥作用，就需要靠"量"取胜，即增加食用量。但是这些植物性食物富含膳食纤维，饱腹感强，再加上老年人本来食欲就逐渐降低，

食物量有限，满足食用量的要求就是一件"不可能的任务"。

只是因为某些"宣传"就不想吃肉的老年人应该从现在起放下那些观念，好好吃肉。如果不喜欢吃畜禽肉，那就多吃水产品，或者蛋和奶。如果其他原因导致的素食，那就需要科学合理地搭配，让"素食"不"俗"。

在植物性食物中，也有可以提供优质蛋白质的食物，就是大豆及其制品。在日常的饮食中，要增加豆制品的种类和摄入量，像豆浆、豆腐脑、豆腐、豆腐干、素鸡、豆芽等都可以经常食用。除此之外，还可以通过蛋白质互补的方法，也能提高食物蛋白质的营养价值，具体方法就是谷类食物和豆类食物搭配，因为谷类食物蛋白质中赖氨酸含量较低，而豆类蛋白质则含有较多的赖氨酸，两者搭配，就可以发挥蛋白质互补作用，显著提高食物蛋白质的营养价值。在米饭或者粥中加入各种干豆类，或者面粉中加入豆粉做成各种面条、馒头、包子、饺子等。

牙口不好，怎样补充蛋白质

42

生活实例

{ *Life examples* }

半年前，施阿婆终于下决心去整治全口"问题牙"，医生给她做了临时牙套，叮嘱她要养上半年再装假牙。回家后，施阿婆告诉老伴要以喝汤为主。于是，从那天起，施阿婆就喝上了各种营养荤汤：鸽子汤、鸡汤、老鸭汤、鱼汤、排骨汤……"牙不好，千万不能忽视营养，这些汤你每天得喝上三大碗！"老伴非常体恤施阿婆，看到她每天喝下营养汤，心里很踏实。

前几日施阿婆在家跌倒了，紧急就医检查，所幸没有骨折，但医生告诉施阿婆她患有肌少症，是因为蛋白质摄入不够所致。这下施阿婆和老伴都很诧异："天天喝荤汤，怎么会缺蛋白质呢？"医生告诉他们，荤汤里的蛋白质含量微乎其微，要吃肉才行。牙齿不好，可以将肉打成肉酱，做成菜肉粥或烂面，也可以跟鸡蛋或豆腐炖成羹。

根据我国第四次全国口腔健康流行病学调查结果，我国老年人的口腔健康状况堪忧。65 ~ 74 岁年龄组恒牙患龋率为 98%，牙龈出血检出率为 82.6%，牙结石检出率为 90.3%，牙齿缺失检出率为 81.7%，仅有 18.3% 的人牙列完整。很多老年人会因为牙齿问题，是想吃肉又怕吃肉，咬不断又塞牙缝，想囫囵吞枣，吞咽也难。要想解决好吃肉这个问题，我们可以从下面几个方面入手。

（1）化硬为软：肉类烹调的过程中，少油炸，多蒸、煮、炖，烹调时间稍长一些，可以将肉类煮软。另外，在烹调的过程中，可以加入鸡蛋清或者勾芡，让肉的口感更滑嫩顺口，更容易咀嚼吞咽。

（2）化整为零：大块的肉咬不动，可以考虑将肉切小、切成肉片、肉丝或肉糜，或做成肉丸，咀嚼的难度都会降低。

（3）化繁为简：从肉类的咀嚼难度上，一般来看，畜肉＞禽肉＞鱼虾肉，可以选择禽肉和鱼虾肉代替嚼不动的畜肉。蛋类和奶类也可以提供优质蛋白质，可以蒸蛋羹，或者将奶制品加到各类菜肴中，还可以选择各种嫩的豆制品，都可以帮助老年人获得充足的优质蛋白质。

蛋白粉，老年人要不要吃

43

生活实例
Life examples

"妈，你看毛巾又没有拧干，刚才我差点被地上的水渍滑倒。"

"妈，赶紧过马路啊，这不绿灯还有半分钟呢，为什么要等下一轮？"

"妈，这瓶盖你之前都是自己拧的，现在咋不行了呢？"

看到 60 多岁的老妈常常出现类似这样的情况，儿子下班时给她买来了两罐蛋白粉，说年轻人现在为了增肌都在吃，老妈也需要加强肌肉营养了。

"我可不敢吃蛋白粉，怕消化不了，我吃点奶粉就可以了，这蛋白粉还是你自己拿去吃吧！"老妈的态度很坚决。

蛋白粉，实际上就是将食物中的蛋白质提取或分离出来制成的粉剂，常见的有酪蛋白、乳清蛋白、大豆蛋白、豌豆蛋白或者这几种蛋白质的组合体。我国目前对蛋白粉生产没有统一标准，蛋白粉可以是固体饮料、运动营养食品或者保健食品。运动营养食品和保健食品都属于特殊膳食用食品，各项监管相对比较严格，而固体饮料则属于普通食品，生产准入门槛相对较低。因此在选购蛋白粉的时候，一定要注意商品标签上的相关信息，做到明明白白消费。

可以把蛋白粉理解成蛋白质含量非常高的食物，

具体有多高，就要看它的配料表和营养成分表。蛋白粉可以作为食物蛋白质的良好来源，为缺乏蛋白质的个体补充蛋白质，另外，按保健食品生产的蛋白粉，通常都具备增强免疫力的保健功能。

蛋白粉适合那些蛋白质需要量高，通过日常饮食不能获得足量蛋白质的人群。对老年人来说，吃不吃蛋白粉，首先要评估自己饮食中蛋白质的摄入量是否充足。如果饮食中摄入的蛋白质是足够的，那么就不需要额外补充。若经过评估，老年人无法从饮食中获得自己需要的蛋白质，就可以考虑在医生或临床营养师的指导下将蛋白粉作为膳食蛋白质的来源。可以将蛋白粉随餐服用，添加在液状食物中，从而提升整餐的蛋白质含量。乳清蛋白中亮氨酸的含量为 12.5%，在优质蛋白质中亮氨酸含量较高，因此选择蛋白粉的时候，优先选择含有乳清蛋白的产品。

小贴士　　购买保健食品要看准"小蓝帽"标志。

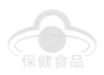

维生素 D，该怎么补充

44

了解维生素 D 营养状况，通常根据血清 25 羟基维生素 D 水平来判断。

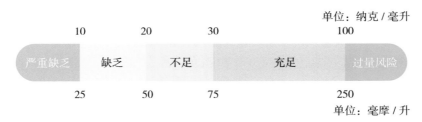

血清 25 羟基维生素 D 水平

全球范围内有 50% ~ 80% 的人存在着维生素 D 缺乏或不足，尤其是老年人群。这与老年人本身由于增龄导致的皮肤维生素 D 合成减少有关，同时老年人户外活动时间减少，日晒不足，再加上饮食维生素 D 摄入不足以及肝肾合成活性维生素 D 的功能减弱有关。要获得充足的维生素 D，有以下几种方法。

（1）晒太阳：皮肤在阳光中紫外线的照射下会合

成维生素 D，这种"低成本"获得维生素 D 的方法却有"两大限制因素"，一是紫外线强度，由于阳光会受到气候、季节、纬度、海拔、天气、空气污染等多种因素的影响，紫外线强度会有所不同；二是皮肤是否直接暴露在阳光下，隔着玻璃晒太阳、过度涂抹防晒霜、撑遮阳伞以及穿着长袖的衣裤，都是无效的晒太阳方式，对维生素 D 的合成没有任何作用。因此，要想获得充足的维生素 D，通常需要在阳光充足的时间里（避开紫外线最强的时间），能够将面部和双上臂暴露在阳光下 15～30 分钟，还要注意避免暴晒导致的晒伤。

（2）食物补充：食物中的维生素 D 含量并不丰富，相比较而言，脂肪含量高的海鱼、动物肝脏、蛋黄和奶油中的维生素 D 含量较高，还有些蘑菇中也含有一定量的维生素 D。以蛋黄为例，每 100 克蛋黄中含有 5.4 微克维生素 D，这在食物界已经算高维生素 D 含量了，建议老年人每天摄入 15 微克维生素 D，也就相当于要吃到 300 克的蛋黄，换成鸡蛋的话，大概需要 15 个。这不仅难做到，也是一种不健康的饮食。

正因为食物中维生素 D 的含量较低，所以市场上也有一些强化维生素 D 的食品，目前主要集中在液体奶、奶粉、豆浆 / 豆浆粉、即食谷物、饼干、饮料等，在购买食品的时候，也可以关注一下，是不是维生素 D 强化食品。

（3）营养素补充剂：目前在我国备案或注册的含有维生素 D 的营养素补充剂有 3 000 多种，有单一维生素 D，也有很多是复方维生素 D，如维生素 D+ 钙、维生素 D+ 维生素 A 等；剂型上有胶囊、片剂、颗粒剂、滴剂等；剂量上也有所不同，大多数产品是以维生素 D3 的形式供应，剂量以国际单位（IU）来表示（1 微克 =40 国际单位）在选购时一定要了解产品信息，根据个人的营养状况选择适合自己的产品。

小贴士　食品营养强化是将一种或多种微量营养素添加到食品中，从而提高食用人群相应微量营养素摄入的方法，强化营养素的食品一般称为营养强化食品。

一日三餐怎么吃才能留住肌肉

45

不同的食物所含有的营养素也不同，在营养学上通常按照营养特点的不同，将食物分成五大类：第一类为谷薯类食物，包括谷类（含全谷物）、薯类和杂豆；第二类为蔬菜和水果类；第三类为动物性食物，包括畜、禽、鱼、蛋、奶类；第四类为大豆类和坚果类；第五类为纯能量食物，如烹调油、食糖、淀粉等。均衡摄入这五大类食物，就会摄入均衡的营养素，营养素摄入越均衡，身体的营养状况越好，利用营养素合成肌肉的能力就越强，这样的饮食就是平衡膳食。

（1）食物多样化：每天至少摄入 12 种食物，每周 25 种以上。不用每天都数着吃了几种食物，每天的膳食要包括谷薯类、蔬菜水果类、畜禽鱼蛋奶类、大豆坚果类，也可以变换食物的颜色，赤橙黄绿青蓝紫，都要登上餐桌。谷类为主，各类食物合理搭配。

（2）多吃蔬果、奶类、全谷、大豆：这些食物富

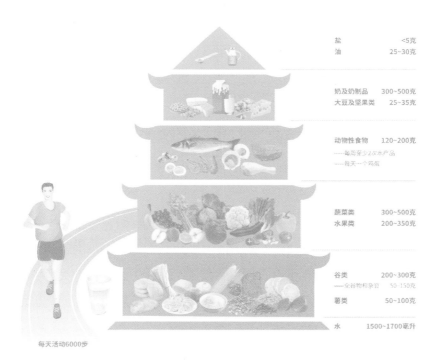

盐　　　　　　<5克
油　　　　　　25~30克

奶及奶制品　　300~500克
大豆及坚果类　25~35克

动物性食物　　120~200克
——每周至少2次水产品
——每天一个鸡蛋

蔬菜类　　　　300~500克
水果类　　　　200~350克

谷类　　　　　200~300克
——全谷物和杂豆　50~150克
薯类　　　　　50~100克

水　　　　　　1500~1700毫升

每天活动6000步

中国居民平衡膳食宝塔（2022）

含维生素、矿物质、膳食纤维与植物化学物等抗氧化物质，可以促进身体代谢，利于肌肉量的维持和功能。最好餐餐有蔬菜，天天有水果，每天饮奶或者吃各种各样的奶制品，用全谷物（杂粮和杂豆）和薯类代替部分精白米面，经常是豆制品，适量吃坚果。

（3）适量吃鱼、禽、蛋、瘦肉：鱼、禽、蛋和瘦肉可以提供身体所需要的优质蛋白质，还富含维生素 A 和 B 族维生素，但脂肪和胆固醇的含量也不容忽视。针对我国目前大部分人群畜肉消费过高的现状，要注意适量摄入，优选鱼和禽类食物，尽量选择脂肪含量少的肉类，少吃烟熏、腌制的肉制品。

（4）清淡饮食，少盐、少油和少糖：随着年龄的增长，味觉自然退化以及味蕾的传导效应变低，老年人对味觉的刺激不那么敏感，口味也就越来越重，这会导致调味的盐、油、糖越用越多，会给老年人带来更多的健康风险。清淡不寡淡，在减少盐、油、糖使用的同时，需要在食物中加入更加丰富的味道，才能促进老年人的食欲。例如使用醋、辣椒、胡椒粉、蒜、各种调料，香辛料以及能调味的食材，如韭菜、番茄、香菜等。

有特殊的饮食方式可以预防肌少症吗

46

生活实例

Life examples

听说奶奶患上了肌少症，孙女专门来看望，并送了很多鸡、鸭、鱼肉："奶奶，这下你可以试试现在最时髦的生酮疗法了，就是使劲吃肉，想怎么吃，就怎么吃，千万不要吃主食啊，这样保证肌肉噌噌往上涨！"

"这丫头瞎说什么呢？"奶奶一脸疑惑地频频摇头。听孙女说还有什么地中海饮食、得舒饮食和弹性素食等新鲜玩意，奶奶更是不信："孩子你可千万别乱吃，到时候肌少症可能没找上门，但却吃出了其他毛病。"

饮食模式就是日常膳食中各种食物的组成，我们通过不同搭配的食物获得身体所需要的营养素，而不合理的饮食模式会增加很多疾病的发生和死亡的风险。"条条大路通罗马"，健康的饮食模式没有固定形式，只有基本原则。研究发现，某些地区居民长久以来形成的饮食模式，或者某些由营养学家设计的饮食模式，如果长期坚持的话，不仅可以保证营养充足，还可以降低某些疾病的风险，所以就有了不同的饮食模式。

地中海饮食是流行于地中海地区居民的传统饮食习惯，一直都是比较推崇的饮食模式，很多研究证明这种饮食方式有利于预防心脑血管疾病、部分癌症、肥胖、失智，降低全因死亡率等。它的特点包括多吃新鲜蔬菜和水果；每天摄入大量豆类、粗加工谷物和坚果；适量摄入奶制品；适量摄入鱼类等海鲜；少量摄入肉类和肉制品；以橄榄油作为烹调油。地中海饮食具有大量不饱和脂肪酸、蛋白质、维生素和矿物质，具有抗炎、抗氧化等作用，能够促进蛋白质合成，减少蛋白质分解和骨骼肌细胞自噬，对预防肌少症的发生可能有一定的效果。

得舒饮食是为了控制高血压而设计的一种饮食模式，限制钠摄入量，富含钾、钙、镁、膳食纤维和蛋白质，同时限制饱和脂肪和反式脂肪酸，它的特点包括吃蔬菜、水果和全谷物；食用无脂或低脂的乳制品、鱼类、禽类、豆类、坚果和植物油；限制富含饱和脂肪的食物，如肥肉，全脂乳制品及椰子油、棕榈油等；限制添加糖的使用（包括饮料、糖果、甜品等）；每天食盐的摄入量 <6 克。研究指出，得舒饮食可以降低心血管疾病的风险，也可以用于改善糖尿病患者的血糖水平，可以降低肌少症的发生风险。

弹性素食是由营养学家创造的一种饮食模式，倡导以植物性食物为主，同时可以添加适量的肉食和动物性食物，相对于素食者而言，选择的食物更加灵活，因此得名"弹性素食"。它的基本原则包括多吃水果、蔬菜、豆类和全谷物；重点关注植物蛋白而不是动物蛋白；适时可以加入肉食和动物性食物；吃低加工，天然的食物；限制添加糖。弹性素食可能有助于控制体重并降低心脑血管疾病、癌症和 2 型糖尿病的风险。

慢行炎症与很多慢性病相关，抗炎饮食的核心在

155

于食物可能会加剧或者改善体内的炎症状况，像红肉、高加工食品、高糖、高油食物具有促炎作用，而富含ω-3脂肪酸、多酚、膳食纤维以及天然抗氧化剂的食物具有抗炎的效果。研究人员把可能具有抗炎作用的食物分成六大类：如西蓝花、卷心菜等十字花科蔬菜类；草莓、蓝莓、葡萄等浆果类水果；富含膳食纤维的全谷物、豆类等；富含多酚、黄酮的食物，如大豆、绿茶等；如姜黄、生姜、肉桂、大蒜等香辛料；富含ω-3脂肪酸的食物，如深海鱼、亚麻籽油、坚果等。

小贴士

地中海饮食、得舒饮食和弹性素食都具有抗炎饮食的特点。这些饮食模式的核心其实与《中国居民膳食指南》所推荐的平衡膳食也相当接近。无论采取哪种健康的饮食模式，都能在保证营养充足的基础上，降低肌少症的发生风险。

减重的时候要怎么吃，才能减脂不减肌

47

老年人也需要关注体重，过瘦或者过胖都是不健康的标志，都会增加很多疾病的风险。通常会用身体质量指数（BMI）来评估体重是否正常，老年人适宜的 BMI 范围是 20 ~ 26.9 千克 / 米 ^{2}，如果 BMI > 27 千克 / 米 ^{2} 了，就需要在饮食和身体活动方面做些适度调整，让体重逐步达到正常范围。

$$体质指数（BMI）= \frac{体重（kg）}{身高（m）^2}$$

举例：一位体重 70 千克，身高 172 厘米的老年人，他的 BMI=70÷1.72÷1.72=23.7 千克 /（米）^{2}，他的体重在正常范围内，只要注意保持就可以了。

体重反映的是身体组成成分，包括水分、骨骼、脂肪组织和肌肉组织。一个好的减重方式，需要减少的是体内的脂肪，而不是减少肌肉和水分。减重最核心的方法就是"多动少吃"，这里的"多"与"少"都是相对当前的身体运动和饮食状况，并不是极端的运动和极端的少吃。

在饮食方面，需要关注的是能量摄入情况。一般来说，理想的减重速度是每周减 0.5 ～ 1 千克，按这个速度，每个月能够减重的目标是 2 ～ 4 千克。这样的减重速度不会导致身体负担。若要减少体内 1 千克的脂肪，就需要多消耗 7 700 千卡的能量，若要一周减 0.5 千克，每天就要和减重前相比，减少 500 千卡能量的摄入。而要保留住肌肉，蛋白质摄入量是不能减少的，必须要保证按每千克体重计算不少于 1 克蛋白质的摄入量。因此，饮食要注意减少高油、高脂的食物，增加高蛋白质、高膳食纤维、低脂的食物，比如吃肉的时候吃瘦肉，去皮肉，奶制品可以选择低脂奶或者脱脂奶，烹调方式上避免浓油赤酱、避免油炸，饮食搭配上增加豆制品、全谷物和蔬菜。

小贴士	"减脂增肌" 一日三餐示例	
	早餐	低脂奶／脱脂奶、鸡蛋、面包／中式面点、蔬菜色拉
	中餐	杂粮饭、蘑菇炒瘦肉、虾仁西蓝花、西红柿豆腐汤
	晚餐	杂粮面条、红薯、清蒸鱼、芹菜豆干、炒时蔬
	加餐	水果

慢性病＋肌少症，饮食上 "顾此失彼" 怎么办

48

　　我国老年人健康状况不容乐观，78% 以上的老年人至少患有一种以上慢性病。肌少症不仅是一种与增龄相关的疾病，而且很多老年人一旦患上慢性病后，

还可能去刻意地限制自己的运动和饮食，长此以往，不仅没有改善慢性病，肌少症也找上门。如果患了与肌少症密切相关以下几种慢性病，饮食上要更加注意。

（1）高尿酸血症（痛风）：痛风患者的饮食原则主要是在平衡膳食的基础上，注意少油烹调，保证充足饮水，限量饮酒，少喝肉汤，不要暴饮暴食，避免高嘌呤食物。动物性食物是优质蛋白质的良好来源，与此同时，很多动物性食物也是高嘌呤含量食物，尤其是动物内脏类食物，以及一些连内脏一起食用的水产品，像贝壳类、小鱼、小虾等，这些食物在痛风发作期是禁止食用的。其他的动物性食物，只要是合理的食用量，不过量，都是可以食用的，不必过度担心。调整烹调方法，采用水煮肉的方式，弃汤食肉，也可以减少嘌呤的摄入，还能保证蛋白质的摄入，在预防尿酸升高的同时降低肌少症风险。

（2）糖尿病：老年糖尿病患者常常有两个极端，有的人不太注意血糖的控制，什么都随便吃，血糖一直居高不下，高血糖会导致炎症反应，发生肌少症的风险就会增加；有的人又会过分注意饮食，这个不吃那个也不吃，就担心血糖升高，结果营养不良，营养摄入不足也是肌少症发生的重要危险因素。稳定血糖水平，同时保证优质蛋白质和其他营养素的摄入，可以在平衡膳食的基础上，用全谷杂豆、薯类代替白米白面，用瘦肉、鱼、蛋、豆制品等来增加优质蛋白质的摄入，改变一口饭一口菜的吃法，先喝汤，再吃蔬菜、肉类，最后吃主食，这样的进餐顺序可以让控糖事半功倍。

（3）肾脏疾病：肾脏疾病患者为了避免加重肾脏负担，往往要求低蛋白饮食，如果再患有肌少症，岂不是"雪上加霜"？因此，肾脏疾病患者的膳食营养管理至关重要，首先要保证营养充足，如果要限制蛋白质的话，首先要限制的是米、面等植物蛋白质的摄入量，可以选用马铃薯、红薯、藕、荸荠、山药、芋头、南瓜、菱角粉、小麦淀粉（或其他淀粉）等富含淀粉的食物替代普通主食，蛋白质食物要优选富含必需氨基酸的优质蛋白质，如鸡蛋、牛奶、瘦肉、水产品、豆制品等。

小贴士

不同疾病、疾病的不同阶段，都可能对营养素有不同的要求或限制，因此老年慢性病患者更需要管理好自己的饮食，具体食物的摄入量，请咨询临床营养师，不要随意安排。

患上了肌少症，"特殊食品"真的有用吗

49

俗话说"民以食为天"，日常吃的食品要么从菜市场买来的农副产品，要么就是超市里面的加工食品，食品主要满足人体的营养需要，对人体健康不会造成任何危害。我们知道天然食物中各有各的营养特点，没有一种能满足人体全部的需要（除了母乳可以满足 6 月龄内婴儿的需要外），没有一种食物需要限制给特定人群（食物过敏除外），老的少的都能吃，只要喜欢吃。

但是在加工食品里，就有这样一些类别的食品，是根据某些特定人群的特定需要而设计加工出来的，这些食品就被称为"特殊食品"或者"特殊膳食用食

不同类别"特殊食品"的定义

食品类别	定　义
保健食品	声称并具有特定保健功能或者以补充维生素、矿物质为目的的食品，即适用于特定人群食用，具有调节身体功能，不以治疗疾病为目的，并且对人体不产生任何急性、亚急性或慢性危害的食品
特殊医学用途配方食品	为了满足进食受限、消化吸收障碍、代谢紊乱或特定疾病状态人群对营养素或膳食的特殊需要，专门加工配制而成的配方食品。该类产品必须在医生或临床营养师指导下，单独食用或与其他食品配合食用
运动营养食品	为满足运动人群（指每周参加体育锻炼 3 次及以上、每次持续时间 30 分钟及以上、每次运动强度达到中等及以上的人群）的生理代谢状态、运动能力及对某些营养成分的特殊需求而专门加工的食品

品",除了婴幼儿相关的食品外,还有保健食品、特殊医学用途配方食品、运动营养食品等。

患上了肌少症,老年人需要特别关注饮食,做到平衡饮食,摄入充足的能量、蛋白质和各种营养素。但是有些老年人由于受到牙齿缺失、吞咽障碍、消化系统疾病、失能、失智,或者其他一些疾病的影响,无法从膳食中获得充足的营养,这时候就需要考虑这些"特殊食品"了!

营养素补充剂在我国也按保健食品管理,肌少症患者可以适当补充抗氧化营养素,包括维生素 C、维生素 E、类胡萝卜素和硒,还可以补充维生素 D。我国目前对保健食品规定的保健功能中,没有直接针对肌少症的保健功能,但是有些保健功能与肌少症的发生、发展有相关性,如有助于抗氧化、增强免疫力、改善骨密度等。从原料来源上说,以蛋白质或氨基酸、多不饱和脂肪酸、β-羟基-β-甲基丁酸钙（HMB）、维生素 D 为主要原料的保健食品,均适用于患有肌少症的老年人。

蛋白质组件配方食品是非全营养配方食品,可以为肌少症患者提供蛋白质；特殊医学用途全营养配方食品可以提供能量、蛋白质和各种营养素；肌少症全营养配方食品是专门为肌少症患者设计的特定全营养配方食品。它们均有助于预防虚弱老年人的肌肉衰减，并可以改善肌少症患者的肌肉量和身体力量。

有些运动营养食品是以蛋白质和／或蛋白质水解物为主要成分，能够满足身体组织生长和修复需求；有些运动营养食品中添加了肌酸或者 β - 羟基 - β - 甲基丁酸钙（HMB）。肌酸能够刺激肌肉质量和力量增长；HMB 是亮氨酸的关键活性代谢产物，老年人补充 HMB，能有效预防肌肉质量的减少和肌肉力量的丢失，并改善身体活动功能。

如何选购和补充这些"特殊食品"，建议在临床营养师的指导下，经过专业的饮食评估后，再有针对性地选择适合自己的产品。